食管癌整合护理学
理论至实践

名誉主编　樊代明
主　　编　于　媛

中国协和医科大学出版社
北　京

图书在版编目（CIP）数据

食管癌整合护理学：理论至实践 / 于媛主编. 北京：中国协和医科大学出版社，2025. 4. -- ISBN 978-7-5679-2598-4

Ⅰ. R473.73

中国国家版本馆CIP数据核字第2025Y0W224号

主　　编　于　媛
策划编辑　胡安霞
责任编辑　胡安霞
封面设计　邱晓俐
责任校对　张　麓
责任印制　黄艳霞
出版发行　中国协和医科大学出版社
（北京市东城区东单三条9号　邮编100730　电话010-65260431）
网　　址　www.pumcp.com
印　　刷　天津画中画印刷有限公司
开　　本　710mm×1000mm　1/16
印　　张　12.75
字　　数　245千字
版　　次　2025年4月第1版
印　　次　2025年4月第1次印刷
定　　价　78.00元

编者名单

名誉主编 樊代明（中国抗癌协会）

主　　编 于　媛（中国医学科学院肿瘤医院）

副 主 编 （按姓氏笔画排序）

宁艳婷（中国医学科学院肿瘤医院深圳医院）

刘　莉（中山大学肿瘤防治中心）

梁军利（河北医科大学第四医院）

编　　者 （按姓氏笔画排序）

于　媛（中国医学科学院肿瘤医院）

王　娟（中山大学肿瘤防治中心）

王领会（解放军总医院第一医学中心）

王静娜（河北医科大学第四医院）

宁艳婷（中国医学科学院肿瘤医院深圳医院）

刘　莉（中山大学肿瘤防治中心）

李　燕（天津市肿瘤医院）

李慧敏（中国医学科学院肿瘤医院深圳医院）

张　艳（解放军总医院第一医学中心）

陈　冲（复旦大学附属肿瘤医院）

郑秋岗（海南医科大学第二附属医院）

贺　燕（北京大学肿瘤医院）

贾东点（河北医科大学第四医院）

夏　娟（中国医学科学院肿瘤医院深圳医院）
徐春盛（空军军医大学第一附属医院）
高墨涵（中国医学科学院肿瘤医院）
梁军利（河北医科大学第四医院）
蒋蓉蓉（中山大学肿瘤防治中心）
靳　雁（空军军医大学第一附属医院）
楚晓飞（河南省肿瘤医院）
缪　艳（四川省肿瘤医院）
魏　珊（中国医学科学院肿瘤医院深圳医院）
魏金梅（河北医科大学第四医院）

序

食管癌是我国常见的消化道恶性肿瘤之一，根据国家癌症中心的数据，2020年我国食管癌发病率和死亡率分别居全部恶性肿瘤的第六位和第四位，给医疗系统及患病家庭造成沉重负担。同时，食管癌发病隐匿，治疗手段具创伤性和侵害性，因此，亟需我们探索最佳、多模式、多学科整合的食管癌护理范式。为面对这些挑战，《食管癌整合护理学——理论至实践》一书应用而生，期望为食管癌的临床护理工作提供新的思路。

首先，新辅助放化疗联合食管癌切除术是目前局部进展期食管癌的标准治疗模式。多种治疗模式的整合，要求护士具备丰富的专业知识且能在临床实践中灵活应用。本书将成为临床实践的重要参考。

其次，我国食管癌具有“中国特点”，中西方食管癌病理类型、诱发因素、致病基因均有差异。这决定了食管癌的治疗护理不能一味“跟跑”西方，既要“师夷长技”，又要结合“本土经验”。本书整合国内外优质证据，结合专家经验，形成符合中国国情特征的食管癌护理方法体系，可为开展临床实践提供参考。

最后，护理作为中国抗癌协会指南“防筛诊治康、评扶控护生”中的重要一环，在食管癌这种治疗周期长、并发症多、预后相对较差的癌种中尤为重要。高质量、高水平护理可以最大限度地发挥治疗效用，延长生存时间，提高生活质量，改善患者预后。这需要标准化、规范化，也需要个性化、精准化。本书为此提供了认识论和方法学。

中国抗癌协会食管癌整合护理专业委员会主任委员于媛，携全国食管癌护理领域专家，从证据到临床，开启了运用整合医学思维探寻食管癌护理路径的第一步，她们直面挑战，提出对策，一步一个脚印，稳扎稳打，步步为营。相信她们的努力一定能给临床护理工作带来巨大的帮助，给患者带来一个美好的未来。

樊代明

中国抗癌协会理事长

中国工程院院士

2024年12月23日

前 言

我国是食管癌大国，全世界一半以上的食管癌患者在中国。食管癌治疗手段随着外科技术、放疗技术、免疫治疗和靶向治疗技术的进步，进入到一个崭新的时代——“整合”时代。这对食管癌相关专业的护士提出了更高的挑战，她们不仅要考虑各种治疗的效果和副作用；要关注食管癌患者群体画像特征，如相对高龄、合并疾病多、营养不良等；要敏锐捕捉到潜在并发症释放的信号；还要扶持患者安全度过治疗期，获得远期生存的同时得到更好的生活质量。

中国抗癌协会食管癌整合护理专业委员会（简称“专委会”）是我国第一个国家级以食管癌单病种集结的护理专家团队，一直致力于将优质证据转化为临床实践并广为传播。因此，专委会牵头编写本书，以期待为食管癌相关专业护士临床实践提供思路。本书以“整合医疗”为主旨，共11章，囊括了与食管癌护理相关的大部分内容，如食管癌各种常见治疗的护理措施，加速康复理念和预康复理念在食管癌护理中的应用。本书按时间轴顺序，将整合思想贯穿评估阶段、治疗阶段和康复阶段，并辅以典型病例，阐述整合思维的临床应用。

感谢中国抗癌协会理事长樊代明院士泼墨题序。行路难，多歧路，愿本书助同路人一臂之力，长风破浪、沧海云帆！

于 媛

2024年12月11日

目 录

第一章

食管癌概论

第一节　食管解剖与生理功能

一、食管的解剖

食管由肌肉和黏膜构成，位于纵隔内，上起环咽肌下缘，下止于贲门（图1-1）。成人的食管入口相当于第6颈椎平面，贲门相当于第10～11胸椎平面，长度23～25cm。食管管壁较薄，成人厚3～4mm。

食管由三层组织组成：内为黏膜层，中为黏膜下层，外为肌层。食管的黏膜

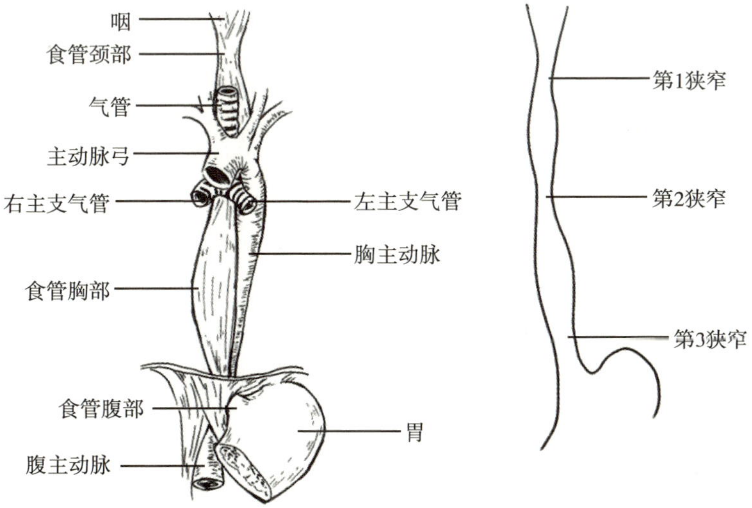

图1-1　食管外形及解剖位置

湿润而光滑，呈粉红色，下段食管黏膜略呈浅灰色。黏膜上有7～10条纵行皱襞，凸向内腔，有助于液体下流。食管的黏膜下层，由疏松结缔组织构成，介于黏膜层与肌层之间。其中含有较大的血管、神经、淋巴管和食管腺等。

食管肌层分内环、外纵两层，厚约2mm，两层之间夹有弹力纤维，肌层的内层系环行肌纤维，外层为纵行肌纤维，有一定的扩展性和伸缩性。食管上段的肌层属横纹肌，其后方缺乏纵行肌纤维。在食管的两端环行肌较为发达，类似括约肌。食管中段是横纹肌与平滑肌混合存在的区域，食管下段全由平滑肌组成。

食管的外膜由疏松结缔组织构成，富有血管、淋巴管及神经。

二、食管的生理功能

（一）食管的生理

食管空虚时，前后壁贴近，黏膜表面形成7～10条纵行皱襞，当食团通过时，肌膜松弛，皱襞平展。食管全程有三处较狭窄：第一处狭窄位于食管和咽的连接处，距中切牙约15cm；第二处狭窄位于食管与左支气管交叉处，距中切牙约25cm；第三处狭窄为穿经膈肌处。这些狭窄处的异物容易滞留，也是肿瘤的好发部位。

（二）胃食管连接区的生理功能

1. 食团通过　作为食管的最后一部分，胃食管连接区的运动对食团的有序通过起重要作用。基于纵行肌和环行肌的协调运动，食管的基本运动形式为蠕动，正常食管有原发性和继发性两种蠕动形式。原发性蠕动由吞咽时环咽部的收缩高压所启动，传导速度为2～4cm/s，蠕动波压力可达30～120mmHg，持续2～4秒。原发性蠕动波将食团（或液体）推向食管下括约肌（low esophageal sphincter，LES）处时，其所产生的压力大于LES压力而使之开放，食团进入胃内，该波通过食管全长约需10秒。而继发性蠕动则是由食管内残留物（食团或反流物）引起食管扩张及其他刺激（如酸性刺激）所致，当原发性蠕动收缩力逐渐减弱而不足以将食团送入胃内时，滞留于食管下段的食团会刺激食管壁，经脊髓水平产生继发性蠕动波，继续将食团推向胃内。此外，食管尚存在另一种运动形式，称为第三收缩波，其发生于食管中下段，是一种非蠕动性的不协调运动，可导致噎食、吞咽困难和胸痛。食管体部各段的运动情况并不完全相同，下段较上段压力高、传导速度快。且随着年龄的增长，原发性蠕动和继发性蠕动的推进力逐渐减弱，而第三收缩波出现的频率增加。

2. 抗胃食管反流功能　由于人体的胃内压较胸段食管内压高，有时可发生胃食管反流，尤其是在餐后，称为一过性食管下括约肌松弛（transit lower esophageal sphincter relaxation，TLESR）。一般而言，TLESR发生次数少且持续时间短，属生理现象。而在正常情况下，绝大多数时间并不发生反流，这归因于胃食管连接区存在着一系列抗反流机制。

3. 黏膜屏障功能　无论是胃柱状上皮还是食管鳞状上皮，都具有一定的屏障作用，能抵御腔内胃酸、胃蛋白酶、胆汁或外来有害物质的侵袭。这一作用缘于上皮细胞间存在紧密连接、血供丰富、细胞更新快，以及上皮表层具有缓冲作用的黏液。黏液来自食管本身腺体的分泌和唾液。

4. 食管下端清除能力　如上所述，正常情况下非吞咽时亦可能发生TLESR而导致胃内容物反流，但这些反流物很快就被送回胃内，这在相当程度上有赖于食管本身对反流物的清除，即所谓的食管清除能力。生理情况下，胃内容物一旦反流入食管，机体可借助食管蠕动、重力作用、反射性唾液和食管黏液分泌增加等将其清除。其中，以食管蠕动的作用最为重要。无论是否有反流发生，正常人清醒状态下每分钟吞咽1～2次，由此启动的原发性蠕动波清除能力甚大，多次吞咽后即可清除反流物。此外，反流物引起的食管扩张和酸性刺激尚可引起继发性蠕动，对清除反流物起补充作用。

第二节　食管肿瘤位置定义

食管肿瘤位置定义以肿瘤中心为参考。

1. 颈段　内镜下观察肿瘤距离切牙15～20cm，CT观察肿瘤中心位于胸骨上切迹平面以上。

2. 胸上段　内镜下观察肿瘤距离切牙20～25cm，CT观察肿瘤中心位于胸廓入口平面至奇静脉下缘之间。

3. 胸中段　内镜下观察肿瘤距离切牙25～30cm，CT观察肿瘤中心位于奇静脉至下肺静脉之间。

4. 胸下段　内镜下观察肿瘤距离切牙30～40cm，CT观察肿瘤中心位于下肺静脉以下，肿瘤侵犯胃食管结合部但是肿瘤中心位于贲门近端2cm内。

5. X　肿瘤部位不清。

第三节　食管癌的流行病学

食管癌遍布全世界，地理分布具有明显的地域性和高发地带特点，主要分布于亚洲和非洲。亚洲地区食管癌病理分型一直以鳞癌为主，腺癌保持低发病率。中老年人易患食管癌，发病率和死亡率一般为男性高于女性，各年龄段食管癌死亡率基本随年龄增长而升高。中国食管癌地理分布差异大，高发区主要集中在太行山脉附近区域（河南、河北、山西、山东泰安、山东济宁、山东菏泽、安徽、江苏苏北区域）。其他高发区域与中原移民有关，包括四川南充、四川盐亭、广东汕头、福建福州等地区。食管癌死亡率呈现由华南向华东、东北向华中增加的趋势；全国存在6个食管癌死亡率＞3倍总体率的高发区，分布于山西、广东（潮汕）、河北、江苏、四川、河南。

食管癌高发区与低发区之间发病率相差10倍，甚至200～300倍，我国食管癌病理分型90%为鳞癌，腺癌仅为5%～10%；食管癌5年生存率仅为20.9%。食管癌发病率与死亡率均随年龄增长而增高，45岁以后上升明显，50岁以后发病占总人数的80%，在80～84岁死亡率达到高峰。食管癌高发区人群发病年龄可相对提前10岁。

2022年我国食管癌新发病例数为22.40万例，占全部恶性肿瘤的4.6%，其中男性16.75万例，女性5.65万例。食管癌发病率在40岁之前处于较低水平，自40岁之后快速上升，男、女性发病率均于80～84岁年龄组达到高峰。食管癌发病率存在地域差异，2016年，农村地区食管癌发病率（15.0/10万）高于城市地区（8.2/10万）。从东、中、西三大经济区域来看，食管癌的发病率也存在着较大差异：2015年中国东部地区新发食管癌8.9万例，发病率为17.2/10万；中部地区新发食管癌9.0万例，发病率为19.6/10万；西部地区新发食管癌6.7万例，发病率为16.8/10万。从2000年开始，城市地区和女性人群的粗发病率均呈下降趋势。

2022年我国食管癌死亡病例数为18.75万例，占全国恶性肿瘤死亡病例的7.3%，其中男性14.04万例，女性4.71万例。食管癌死亡率在40岁之前处于较低水平，自40岁之后快速上升，男性死亡率在80～84岁年龄组达到高峰，女性死亡率在85岁及以上年龄组达到高峰。食管癌死亡率存在地域差异，2016年，农村地区食管癌死亡率（11.0/10万）高于城市地区（6.2/10万）。从东、中、西三大经济区域来看，食管癌的死亡率也存在着较大差异：2015年中国东部地区食管癌死亡病例6.9万例，死亡率为13.4/10万；中部地区死亡病例6.8万例，死亡率为14.7/10万；西部地区死亡病例5.1万例，死亡率为12.9/10万。我国食管癌死亡率呈下降趋势。

食管癌预后较差，基于全球60个国家/地区的数据显示，食管癌年龄标化5年生存率仅10.0%～30.0%。我国基于17个肿瘤登记地区的数据显示，2003—2015年食管癌5年合计相对生存率从20.9%（95%置信区间：20.1%～21.6%）增长至30.3%（95%置信区间：29.6%～31.0%）；2012—2015年男性食管癌5年生存率（27.7%）低于女性（36.7%）；城市地区食管癌5年生存率（18.1%）低于农村地区（33.2%），可能与食管癌筛查项目主要在农村地区开展有关（尤其是2012年以前）。虽然食管癌预后较差，但食管癌早期患者在接受治疗后5年生存率可达95%，因此探索高效的筛查与早诊早治策略对于提高食管癌的生存率至关重要。

我国广泛认为食管鳞癌的发生与吸烟、饮酒、喜食腌菜、家族史、进食快、心理障碍有关。其中鳞状上皮的高度不典型增生是食管鳞癌的主要癌前病变。在北美及欧洲食管癌以腺癌为主。过去30年，食管鳞癌发生率正在下降，食管腺癌发生率正在逐渐增高。食管腺癌与胃食管反流性疾病和肥胖有关。目前已知的癌前病变是巴雷特（Barrett）食管，可通过内镜检查发现，发现后按照癌前病变进行治疗和监控。

食管癌是一个多因素、多阶段、进行性的演进过程，可能与地理环境、饮食、吸烟、饮酒、微生物感染、遗传等因素有关。食管癌的发病在地理学上的差异是所有癌症中最明显的，我国食管癌高发区的发病率比非洲西部低发区高出20倍，我国太行山南端三省交界地区更成为全球食管癌发病率最高的区域，此地属于较贫困地区，饮用河水及池塘水，吃发霉的粮食、腌菜等危险因素作用食管导致癌症的高发。但随着国民经济的增长，环境因素的改变，吸烟、饮酒、喜食腌菜、家族史、进食快、心理障碍是目前我国食管癌的主要危险因素。有文献研究提出HPV高危型（16型与18型）的感染和幽门螺杆菌的感染均与食管癌的发生显示出明显的易感关联。食管癌的发生不仅与环境因素密切相关，还极大程度地受到遗传因素的影响。有研究调查食管癌高发区患者及父母、同胞食管癌和贲门癌患病情况，得出结论遗传因素对食管癌或贲门癌癌变具有重要的影响。在食管癌高发区，尽管环境因素相似，食管癌患者仅占整个人群的极小部分（500/10万），特别是考虑到食管癌显著的家族聚集现象，食管癌易感基因的遗传多态性和表达变化在食管癌发生中也起一定的作用。有研究表明6个Y染色体短串联重复序列、线粒体单倍群D5，以及*CYP1A1ILE462Val*、*CYP2E1DraI*和*P53Arg72Pro*为河南太行山和广东潮汕地区人群共同的食管癌易感基因型。这一结果证实了河南太行山人群与潮汕地区人群具有共同的遗传背景，这也可能是潮汕人群为食管癌高危人群的原因之一。

第四节　食管癌的临床表现

一、早期食管癌症状

吞咽食物时有哽噎感、异物感、胸骨后疼痛或明显的吞咽困难等，考虑有食管癌的可能，应进一步检查。早期食管癌局限于食管的黏膜层或黏膜下层，在发病初期并无特异性的临床症状或无任何症状。有的患者可能有一些隐匿性的或者非特异性的症状，如胸骨后不适、消化不良或一过性的吞咽不畅，或者由于肿瘤引起食管的局部痉挛，患者可以表现为定期的或周期性的食管梗阻症状。有异物感的部位多与食管病变的部位相一致，随着病情的发展，相继表现为咽下食物时出现哽噎感，甚至疼痛等症状。产生这一症状的原因，可能是食管病变处黏膜充血肿胀，致食管黏膜下神经丛的刺激阈降低。肿瘤发生部位以食管上段、食管中段者较多，开始往往轻微，逐渐加重，并伴发其他症状。其机制可能主要为功能性改变，也可能是由食管癌“癌变野”较广，食管黏膜伴有程度不同的慢性炎症所致。胸骨后疼痛、闷胀不适或咽下痛，疼痛的性质可呈烧灼样、针刺样或牵拉摩擦样。初始阶段症状较轻微，且只是间断出现，每次持续时间可能很短，用药物治疗可能缓解。以后症状加重，反复发作，持续时间延长。咽部干燥与紧缩感可能是由于食管病变反向地引起咽食管括约肌收缩而产生的一种异常感觉。剑突下或上腹部疼痛表现为持续性隐痛或烧灼样刺痛，多在吞咽食物时出现，食后减弱或消失，与病变部位不一致，这可能是由病变致食管运动功能不协调，贲门部括约肌发生强烈的痉挛性收缩而引起。

二、中期食管癌症状

咽下哽噎感最多见，可自行消失和复发，不影响进食。常在患者情绪波动时发生，故易被误认为功能性症状，以后出现进行性吞咽困难。胸骨后和剑突下疼痛较多见，吞咽食物时有胸骨后或剑突下痛，其性质可呈烧灼样、针刺样或牵拉样，以吞咽粗糙、灼热或有刺激性食物时尤为明显。初时呈间歇性，当癌肿侵及附近组织或有穿透时，就可有剧烈而持续的疼痛。疼痛部位常不完全与食管内病变部位一致。疼痛多可用解痉药暂时缓解。食物滞留感和异物感指吞咽食物或饮水时，有食物下行缓慢并滞留的感觉，以及胸骨后紧缩感或食物黏附于食管壁等感觉，食毕消失。咽喉部干燥和紧缩感，在进食粗糙食物时尤为明显，此症状的发生也常与患者的情绪波动有关。

三、晚期食管癌症状

（一）吞咽困难

吞咽困难是进展期食管癌的主要症状，也是患者最常见的主诉，约90%的患者有此症状。食管是一个具有扩张功能的肌性管状器官，只有在肿瘤侵犯局部食管内径或周径的大部后，患者才出现食管梗阻症状，即吞咽困难。由于食管壁具有良好的弹性及扩张能力，在癌症病灶未累及食管全周1/2以上时，吞咽困难症状尚不显著。

（二）疼痛

部分患者在吞咽食物时有咽下疼痛、胸骨后或肩胛间疼痛，提示已有外侵引起的食管周围炎、纵隔炎或食管深层溃疡。下胸段肿瘤引起的疼痛可以发生在剑突下或上腹部。若有持续性胸背痛，多为癌肿侵犯或压迫胸膜及脊神经所致。与早期癌出现的疼痛不同，有的程度较重且持久，性质为隐痛、灼痛或刺痛，常在饮食时加重。溃疡型患者疼痛的部位常与病变部位相一致。持续性的胸背部疼痛多系肿瘤侵犯椎旁筋膜、主动脉而引起。肿瘤造成食管梗阻后，梗阻部位以上食管痉挛或食管癌形成的癌性溃疡刺激，以及食物通过癌肿部位时局部食管腔的扩张、食管壁肌层组织的收缩，导致患者多有胸痛或一过性的胸背部疼痛，或者有的患者诉有一过性的胸骨后疼痛，且疼痛可向背部或颈部放射。这种疼痛症状比持续性的胸骨后不适或者上腹部疼痛更有临床意义，多反映癌肿在食管壁的侵袭已经达到相当严重的程度。一旦肿瘤侵及肋间神经、腹膜后神经，患者的胸背部疼痛往往呈持续性且较为剧烈的疼痛，有时难以忍受，影响患者的休息和睡眠。

（三）声音嘶哑

当癌组织侵及或压迫喉返神经时，发生声带麻痹，患者出现声音嘶哑，甚至失音，多见于食管上段癌累及左侧喉返神经。有时肿大的转移性淋巴结压迫喉返神经，患者有声音嘶哑症状，进食时常因误吸而有呛咳，可以引起吸入性肺炎。喉镜检查可见患侧声带不能外展而居中线位，表明声带麻痹，一般受累的声带为左侧声带，偶尔为右侧声带。

（四）呃逆

呃逆常常是食管癌本身、转移性纵隔淋巴结侵犯或压迫膈神经并导致膈肌麻痹及其运动功能障碍的表现。呕吐常在吞咽困难加重时出现，初起每当哽噎时呕吐，以后每逢进食即吐，严重时不进食亦呕吐。呕吐物多是下咽不能通过之物，主要为潴留在食管狭窄部位上方的黏液和食物。

第五节　食管癌的辅助检查

一、血液检查

1．血常规及血型。

2．血生化检查。

3．凝血功能检查。

4．血清学检查，如肝炎十项、梅毒试验、Anti-HIV。

5．肿瘤标志物检查，如癌胚抗原（CEA）、鳞状上皮细胞癌抗原（SCC）、细胞角蛋白可溶性片段（CYFRA21-1）。

二、影像学检查

1．气钡双重对比造影　是目前诊断食管癌最直接、最简便、最经济且较为可靠的影像学方法。食管气钡双重对比造影可发现早期黏膜表浅病变，对中晚期食管癌诊断价值更大，对于食管癌的位置和长度判断较直观。但对食管外侵的诊断正确率较低，不能诊断纵隔淋巴结转移。

2．计算机断层扫描（computed tomography，CT）　作为一种非创伤性检查手段，CT被认为是对食管癌分期及预后判断较好的方法之一，在了解食管癌外侵程度、是否有纵隔淋巴结转移及判断肿瘤可切除性等方面具有重要意义。CT的分辨率高，特别是多排螺旋CT，扫描速度极快，数秒内即可完成全食管扫描，避免了呼吸及心跳等运动伪影。进行多期动态增强扫描，最小扫描层厚为0.5mm，用于判断食管癌位置、肿瘤浸润深度、肿瘤与周围结构及器官的相对关系、区域淋巴结转移，以及周围血管肿瘤侵犯情况。配合增强造影扫描，可分析脂肪层的变化，能准确区分肿瘤和纵隔组织。多平面重建，可获得清晰的图像，且扫描速度快、分辨率高，可显示肿瘤的大小、形态及侵犯情况，有利于识别食管纵隔中组织形态、解剖关系，进而分析肿瘤侵犯程度。而通过对淋巴结大小、形态、密度等观察，也可评估邻近转移状态，配合对重建结构进行多角度分析，可准确测量淋巴结的短径长度，可提高阳性淋巴结检出准确性，进而减少不必要的损伤，为临床上准确分期提供可靠的依据。颈段或胸段食管癌、距环咽肌＜5cm，应行颈部、胸部、腹部CT平扫＋增强；食管胃交界癌应行颈部、胸部、腹部CT平扫＋增强；如果患者有CT静脉造影的禁忌证，可以考虑（颈部）胸部、腹部CT平扫或颈部及腹部超声；对于CT无法判别食管癌原发灶与周围气管及支气管膜部、主动脉外膜的临界关系时，可以行胸部（食管）磁共振成像（magnetic resonance imaging，MRI）平扫＋增强（体内有金属植入物或幽闭恐惧综合征患者慎用或禁用）；临床CT检查怀疑肝转移时，应该行腹部MRI平扫＋增强检查。如果患者不具备内镜检查条件或拒绝内镜检查，可以行食管气钡双重对比造影，检查操作指南指出应至少检查3个摄片体位，即正位、左前斜位及右前斜位，上界包括下咽，下界达胃幽门远部，推荐胸部＋上腹部增强CT扫描。CT检查特点包括可以在术前明确病变范围、淋巴结有无转移、远处有无转移等情况，也可用于术后（放化疗后）疗效评价，不足之处是组织分辨率不高，无法准确评估肿瘤外侵情况及小淋巴结转移情况。关于临床分期，CT判断T分级的准确度为58%左右，判断淋巴结转移的准确度为54%左右，判断远隔部位如肝、肺等处转移的准确度为37%～66%。

CT在诊断食管癌方面主要有以下特点。

（1）CT在判断食管癌T分期方面有较大的局限性：诊断T3～T4期食管癌符合率达54%～94%，而T1～T2期病变准确率只有30%左右。尤其是T1期肿瘤局限于食管黏膜或黏膜下层时，因肿瘤可能仅导致食管局部运动功能发生改变，而食管壁厚度尚无明显变化，所以准确率较低。CT检查对区分T1期、T2期和T3期的准确率不高，但联合超声内镜（endoscopic ultrasonography，EUS）可以将总体诊断准确率提高至85%左右。CT检查对T4期肿瘤诊断的准确率高，影像学检查显示食管癌和邻近组织结构间存在脂肪组织则基本可以排除T4期，为外科医生判断食管癌可切除性提供了重要依据。

（2）CT检查主要根据所发现淋巴结的大小和个数对N分期进行判断：在通常情况下，胸部和腹部的淋巴结短径＞10mm考虑为转移淋巴结。荟萃分析结果显示，CT对食管癌N分期诊断的总体敏感度为59%，特异度为81%。临床实践表明，单纯以淋巴结大小来判断是否转移，准确率并不高，需要和EUS或PET联合应用以提高N分期的准确性。

（3）CT检查的局限性：CT是判断食管癌患者远处转移最常用的评估手段，

但是对肝、肺、脑及骨转移等敏感度仅为37%～66%。具体而言，增强CT对于直径＞2cm的肝转移灶检测敏感度为70%～80%，对怀疑转移的肝结节灶，需行超声及MRI检查以进一步明确。增强CT对于发现肾上腺转移灶十分敏感，但对可疑转移病灶需要行超声、MRI、经皮穿刺或者腹腔镜活检以明确诊断。CT检查对于肺部结节则较为敏感，但仅根据CT影像表现往往难以准确判断结节的性质，在治疗前需获得病理学证据。

3. MRI　无放射性辐射，组织分辨率高，可以多方位、多序列成像，对食管癌病灶局部组织结构显示优于CT。特别是高场强MRI设备的不断普及和发展，使MRI扫描速度大大加快，可以和CT一样完成薄层、多期相动态增强扫描，对病变侵犯范围、与周围器官的关系及淋巴结的检出率均有提高。另外，功能成像技术（如弥散加权成像、灌注加权成像和波谱分析）均可为病变的检出和定性提供有价值的补充信息。MRI检查组织分辨率高，多平面、多参数扫描，可以比CT更有效地评估肿瘤分期。其不足之处在于扫描时间较长，受呼吸及心跳伪影干扰较多，一般不用于疗效评价。

4. *超声检查*　超声通常并不能显示食管病灶，食管癌患者的超声检查主要应用于颈部淋巴结、肝、肾等部位及脏器转移瘤的观察，为肿瘤分期提供信息。超声还可用于胸腔积液、心包积液的检查及抽液体前的定位。超声引导下穿刺可对颈部淋巴结、实质脏器的转移瘤进行穿刺活检以获得标本进行组织学检查。另外，对既往有心脏病史的患者推荐超声心动图检查，以明确患者的心脏结构改变和功能状况。

体表超声检查对于食管癌术前分期的作用主要体现在确定是否存在颈部淋巴结转移和肝转移。颈部超声可实时、多维、多个声像学特征进行综合判断，且易于实施穿刺活检。腹部超声可以判断有无肝转移及腹腔淋巴结（如腹主动脉旁淋巴结）有无肿大等，如淋巴结短径＞10mm考虑转移可能性大，临床上多与腹部增强CT及正电子发射计算机断层显像（positron emission computed tomography，PET-CT）联合应用提高诊断准确率。

5. PET-CT　可确定食管癌原发灶的范围，了解周围淋巴结有否转移及转移的范围，准确判断肿瘤分期。与胃镜及螺旋CT相比，PET-CT在食管癌病灶检测方面有更高的敏感度及特异度，因而能更精确地进行TNM分期。PET-CT检查较胸部CT能发现更多的远处转移。在常规检查阴性的患者中，PET-CT可以发现15%～20%的患者存在远处转移。另外，PET-CT可用于食管癌的疗效评价，术前放疗及化疗均推荐应用PET-CT检查，目前认为PET-CT是用于评估治疗效果和预后指标前景发展很好的检查工具。建议局部进展期食管癌在手术前、术前治疗时、根治性放化疗时，应用PET-CT或PET提高分期检查的准确度，作为术前治疗、根治性放化疗后常规评价疗效手段的补充。而在某些情况下，如放射性食管炎及与活检相关的炎症发生时实施PET-CT可能影响对于病灶的判读。因此，建议在治疗后2周，且无任何活检的情况下进行PET-CT检查。对于无远处转移的患者来说，PET-CT评估范围为颅底至大腿根部。PET-CT是食管癌患者术前评估远处转移最佳的检查手段。PET-CT是近年肿瘤医学进步的标志性技术，推荐用于每位食管癌患者。PET-CT可以更好地进行全身性评估，提高肿瘤的远处转移检出率，并协助评估患者治疗后的反应。PET-CT作为功能性影像所反映的食管癌前病变往往早于解剖结构变化。在食管癌前病变的定性研究中，PET-CT检测准确率为92%～100%。但由于PET-CT图像空间分辨率较低，缺乏解剖结构的支持，对食管及周围软组织是否有癌细胞浸润，不能做出准确的评价。

对于肿瘤N分期，理论上PET-CT能够发现所有糖代谢异常的淋巴结。研究显示，PET-CT检测食管癌N分期的准确率为37%～90%。荟萃分析显示，其诊断淋巴结转移的总体敏感度为59%，特异度为81%。对远离病灶区域淋巴结（颈部和腹部）的诊断准确率高，而对于病灶周围主要是食管旁淋巴结的诊断敏感度则较低，主要原因是高度浓聚的原发肿瘤掩盖了癌旁摄取率相对较低的淋巴结。

对于肿瘤M分期评估，PET-CT比CT、EUS及全身骨扫描等检查更有临床价值，其诊断肿瘤远处转移的准确率为91%，敏感度为88%，特异度为93%。PET-CT能够发现传统影像学检查不易发现的远处转移灶，使一些晚期食管癌患者避免了不必要的手术治疗。需要指出的是，如果PET-CT提示患者出现肿瘤肝转移、脑转移，需要进一步行增强MRI检查以明确诊断。

随着食管癌新辅助治疗在国内的实施比例越来越高，PET-CT的应用价值日益增加，其可以为外科医生决策提供有参考价值的信息。对于新辅助治疗后肿瘤退缩程度及分期再评价，PET-CT具有独特的价值。

6. X线检查　大多数情况下，对于疑似食管癌患者，常首选X线片、数字X线摄影术（digital radiography，DR）、钡餐检查作为初筛方法。DR摄片至今仍是食管癌诊断和疗效评估的重要手段之一，数字DR摄片具有如下优势：①为实时动态检查，检查过程中检查者可运用数字摄影功能实时、快速点片，可有效提高食管癌的检出率和对食管病变区进行活动性功能的评估水平。②图像即时处理功能强大，包括DR摄像局部瞬时放大及感兴趣区图像回放功能，避免病灶遗漏，利于翔实了解病灶结构与性质，提升诊断病理符合率。③具有较为强大的图像后处理软件，调节原始图像的窗宽、窗位，获取最佳显示状态，有效减少误诊和漏诊。X线检查对早期食管癌诊断具有较高的敏感度，病变部食管X线表现主要有黏膜破损、连续性中断等，黏膜皱襞紊乱，管壁形态僵硬。但X线检查也有局限性的一面，即难以对周围器官侵犯情况、周围淋巴结转移情况进行评价，因而在一定程度上限制了其在食管癌诊断中的应用。而CT具有较高的图像分辨率，不仅可清楚显示病灶的形态、大小、位置，还能观察病变与周围组织的关系，有无远处转移、淋巴结转移等。

7. *心脏冠脉造影*　对高龄和有冠状动脉粥样硬化性心脏病（冠心病）病史者推荐行心脏冠脉造影检查以明确患者的心脏供血状况和评估手术风险。

上述几种重要的影像学检查技术，各有特点，优势互补，应该强调综合检查运用，全面评估。

三、内镜检查

（一）内镜检查的优势

1. *确定食管肿瘤的存在和位置*　内镜下应仔细记录肿瘤相对于切牙或食管胃结合部的位置、肿瘤的长度、环周侵犯的程度和阻塞程度，以协助制订治疗计划。

2. *对可疑的病变进行活检*　可以明确病理诊断。

（二）电子染色联合放大内镜检查

对于怀疑是早期食管癌或巴雷特食管的病例，推荐常规应用电子染色联合放大内镜检查。窄带成像技术可获得增强内镜图像，提高早期食管癌的发现率，对发现早期食管癌及癌前病变如巴雷特食管等的灵敏度和特异度比白光内镜高。电子染色联合放大内镜观察食管上皮内乳头状毛细血管袢（intra papillary capillary loops，IPCL）形态来评估鳞状上皮癌前病变的级别及癌的浸润深度，一般采用井上分型或日本食管学会（Japan Esophageal Society，JES）制定的简单易行的JES分型。JES分型应用更广，该分型将IPCL分为A型和B型。A型为正常形态的或出现≤3种异常形态改变的IPCL，提示正常上皮或炎症。B型IPCL则出现4种异常改变，提示癌变，进一步分为B1型、B2型和B3型：B1型为扩张、迂曲、粗细不均、形态不一的袢状血管，提示M1或M2层癌；B2型为不成袢的异常血管，提示M3或SM1层癌；B3型为高度扩张、粗大、不规则的血管（直径为B2型血管的3倍），提示SM2或更深层癌。JES分型还增加了无血管区（avascular area，AVA）概念，根据AVA的大小，可将其分为小AVA（直径≤0.5mm），提示浸润至M1～M2层；中AVA（0.5mm＜直径≤3mm），提示浸润至M3～SM1层；大AVA（直径＞3mm），提示浸润至SM2层或更深。此外，仅由B1型血管构成的AVA，无论大小，均提示浸润至M1～M2层。JES分型的优势在于方便临床应用，B1型、B2型和B3型血管分别直接对应内镜切除术的绝对适应证、相对适应证和禁忌证。

四、其他检查

1. 心电图 术前筛查患者是否有心律失常及心肌梗死病史。

2. 肺功能＋血气分析 术前筛查患者肺容量和肺通气功能及弥散功能。

3. 运动心肺功能 当上述检查不能判断患者的心肺功能是否可以耐受手术时，推荐做运动心肺功能检查进一步判断。

4. 微创外科检查 虽然微创外科检查并不常规用于食管癌患者的术前评估，但是纵隔镜、胸腔镜和腹腔镜检查对食管癌患者术前临床分期评估的可行性和有效性已经得到部分学者的认可。

食管癌诊断的主要手段为食管镜检查＋组织学活检/细胞学检查，食管镜检查＋活检病理检查为食管癌诊断的金标准。其他手段均为辅助手段，主要为了解部位、大小、期别和设计手术方式提供必要的信息。

第二章

食管癌整合评估

第一节　营养状况评估

一、营养诊断

食管癌是营养不良发生风险最高的恶性肿瘤，推荐对所有确诊患者在诊断、入院后、围手术期、放疗期间采用营养风险筛查2002（nutritional risk screening 2002，NRS 2002）量表进行营养状况评估和综合测定。

对营养筛查有风险的食管癌患者，推荐进一步采用患者主观整体评估量表（patient-generated subjective global assessment，PG-SGA）进行营养评估，由护士、医生和营养师共同实施。

对于营养状况良好但预期有营养风险的患者，定期进行营养评估，必要时给予营养干预。

在营养评估基础上，对于存在营养不良特别是重度营养不良的患者，推荐进一步从应激程度、炎症反应、能量消耗水平、代谢状况、器官功能、人体组成、心理状况等方面进行营养综合判定。

二、营养治疗适应证

营养治疗遵循“五阶梯”原则（图2-1）。首先选择饮食＋营养教育，然后依次选择饮食＋口服营养补充（oral nutritional supplement，ONS）、完全肠内营养（total enteral nutrition，TEN）、部分肠内营养＋部分肠外营养（partial enteral nutrition＋partial parenteral nutrition，PEN＋PPN）、完全肠外营养（total parenteral nutrition，TPN）。

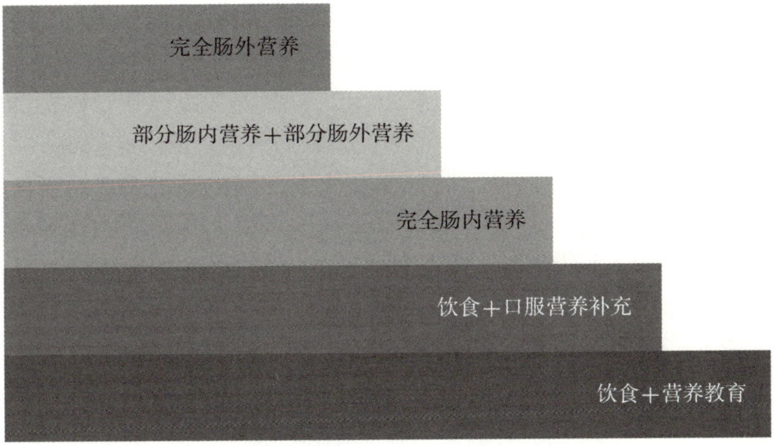

图2-1　营养不良治疗的五阶梯治疗模式

（一）手术患者

如果患者至少存在以下一项情况（6个月内体重减轻≥10%、体重指数（body mass index，BMI）<18.5kg/m^2、PG-SGA评分C级或无肝肾功能障碍情况下血清清蛋白含量低于30g/L），手术前应该进行7～14天的营养治疗。对于所有受益于术前营养治疗的患者、营养不良的患者、术后无法经口摄食或术后1周经口摄食<60%能量需求的患者，推荐行术后营养治疗。

（二）放化疗患者

对于拟行放化疗的食管癌患者，推荐在放化疗前根据PG-SGA评分，放化疗中根据PG-SGA评分和急性放化疗毒性反应分级，放化疗后根据PG-SGA评分和晚期放化疗毒性反应分级，规范化、个性化选择营养治疗路径。

第二节　手术风险评估

术前检查目的是了解患者食管癌病情和心、肺、肝、脑、肾等器官的功能状况，详细术前检查既是病情评估前提，也是风险评估基础。食管癌患者术前检查包括实验室常规检查和血液生化检查、影像学检查、内镜检查、心肺功能检查等几大类。

食管癌患者术前风险评估是手术的重要一环，是围手术期顺利康复的保障。

在经过前述检查与分期评估后，基本可确定食管癌患者是否有手术适应证，但患者能否耐受手术，仍需进一步全方位术前评估。

详细全面病史收集是风险评估的第一步，如患者有慢性呼吸道疾病（慢性阻塞性肺疾病、肺气肿、肺心病、哮喘等）、心脏病（3个月内心绞痛、6个月内心肌梗死、既往心衰史、严重心律失常史）等病史，则需更加关注患者的心肺功能评估结果。若患者有慢性肝炎、肝硬化史；肾炎病史，各种原因导致肾功能不全病史等；高血压病史；糖尿病史；3个月内脑出血或脑梗死等病史或合并上述疾病，则需注意慢性病控制情况，必要时请相关科室会诊协助围手术期合并疾病评估与诊疗。此外，还需询问有无严重胸部外伤史、胸膜炎病史、开胸手术史、胸部放化疗史等病史。另外，需要特别关注患者进食状况、体重减轻程度，并行营养风险评估。

一、心血管疾病风险评估

心功能评价手段有主观症状、体征、静态心电图、平板运动心电图、运动心肺功能试验（附加十二导联心电图）、超声心动图、放射性核素心室造影、MRI、冠状动脉CT造影、心导管心室造影等。如患者心功能属于Ⅰ～Ⅱ级，日常活动后不出现心绞痛，一般能耐受手术。如患者日常活动后出现可疑心绞痛症状或心功能Ⅲ～Ⅳ级，则需要进一步做上述检查以明确病情严重程度。严重者则需做冠状动脉造影评估是否需要放置冠状动脉支架或冠状动脉旁路移植手术后再择期手术。如患者近6个月有心肌梗死病史，一般不建议手术，确需相对紧急的手术也至少选择在4～6周后进行，否则风险很大。

高血压分为轻、中、重3级，轻度高血压140～159/90～99mmHg、中度高血压160～179/100～109mmHg、重度高血压≥180/110mmHg。轻中度高血压在药物治疗后能将血压控制在正常范围内的患者手术风险较小。重度高血压伴有心、脑、肝、肾等器官的器质性病变者（如肾功能损害、肝硬化、脑出血等），术中、术后出现心脑血管并发症风险较大。

严重心律失常者须恰当处理以减少手术风险。严重窦性心动过速（＞160次/分）需纠正其潜在病因（如缺氧、心衰等）；Ⅱ度Ⅱ型或Ⅲ度房室传导阻滞、三束支阻滞、病窦综合征和阿-斯综合征等患者，须术前放置临时心脏起搏器。严重室上性和室性心律失常（＞5次/分），术前须用药物予以控制以减少手术风险。阵发性心律失常导致心室率超过160次/分或心房颤动导致心室率＞100次/分会致心室充盈和排空状况不佳，从而导致心功能下降，因此，也须控制心室率在80～100次/分为宜。

二、呼吸道疾病风险评估

肺功能的评价手段包括静态和动态两种手段。静态检查包括屏气试验、肺功能检查和血气分析等检查。动态检查包括简单爬楼梯试验、运动心肺功能检测等。一般情况下，如果患者既往健康，无重要器官疾病史，进行常规静态肺功能评价即可。如果肺通气功能正常［VC%＞80%、FEV＞2.0L、FEV1%＞70%、DLc%＞70%］，一般可耐受手术。轻中度异常时（VC%：60%～80%，FEV1：1.2～2.0L，FEV%：40%～70%，DLc%：40%～70%），要根据患者的具体情况具体分析，这类患者一般可耐受食管手术，但术后肺部并发症发生风险会增高。重度肺功能异常者，术后并发症风险高，需谨慎评估，一般不建议立刻手术，须积极治疗肺部并发症及调理肺功能后再行评估。如静态肺功能检查有异常，则做进一步检查和评估，可加做爬楼梯试验或运动心肺功能检查。若能连续不休息爬楼4～5层，一般认为可耐受手术。简单爬楼梯试验可粗略反映心肺功能状况，但难以准确评价患者的心肺功能和预测术后的风险。有条件情况下，还应加做运动心肺功能检查。运动心肺功能指标中VO_2max（kg/min）20ml为正常，15.0～19.9ml为轻中度异常，10.0～14.9ml为中重度异常。研究显示其与FEV1具有显著相关性。较多文献报告VO_2max（kg/min）＞20ml可耐受三切口手术，15.0～19.9ml可耐受微创食管手术，当VO_2max＜10ml(kg/min）不能耐受手术。

三、肝功能评估

肝功能评估检查包括转氨酶、胆红素代谢、蛋白质合成代谢、脂肪分解代谢等数项指标，还有肝脏彩超检查评估有无肝硬化等病变。目前一般使用Child-Pugh分级（表2-1）进行肝功能评估。一般当肝功能B级及C级（＞7分）时手术风险增加，建议先保肝治疗至肝功能A级（5～6分）时再手术。

表2-1 肝功能Child-Pugh分级标准

分级指标	Child A	Child B	Child C
清蛋白	＞3.5g/dl	3.0～3.5g/dl	＜3.0g/dl
总胆红素	＜2.0mg/dl	2.0～3.0mg/dl	＞3.0mg/dl
腹水	无	易消退	难消退
肝性脑病	无	轻度	重度

四、肾功能评估

肾功能检查项目包括尿常规（尿比重、尿蛋白、尿糖等），肾功能全项（BUN、Cr、Cr清除率等）。对轻度肾功能受损［血清肌酐绝对值升高≥0.0167mmol/L或相对升高≥50%，尿量＜0.5ml/（kg·h），时间＞6小时］，一般可耐受较大胸部手术，但对中、重度以上肾功能受损者［血清肌酐绝对值相对升高≥200%，尿量＜0.5ml/（kg·h），时间＞12小时］，建议请相关专业医生会诊与评价以确定能否手术治疗。

五、营养状况评估

如患者能进半流食，且消瘦不明显（BMI＞18.5kg/m^2），一般情况下患者的营养状况在正常水平。如患者只能进流食且时间长达两周以上，则患者体重会有所下降，营养状况会受明显影响。此时，应行术前营养状况评估，目前国内外主流使用的营养评估量表有NRS 2002、PG-SGA、欧洲临床营养与代谢学会的共识（ESPEN 2015）及营养不良全球领导力倡议（Global Leadership Initiative on Malnutrition，GLIM）。对营养状态不佳的患者术前应适当补充各种营养物质，包括水、电解质、糖、微量元素、维生素、氨基酸和脂肪乳等，通过肠内和/或肠外营养支持一段时间后再手术，有利于围手术期康复。

第三节　心理社会评估

食管癌早期症状不典型，难以发现，治疗方法复杂多样化，病情变化的不确定性给患者身心带来极大的压力和痛苦，容易产生消极心理，影响治疗的效果和康复，从而加重病情进展。按照整合护理观，患者心理社会因素的评估必不可少。临床护理人员只有不断提升对患者不良心理状态的认知水平，科学评估心理社会因素，才能够做好患者和家属全面的心理支持，降低患者不良情绪引发的负面影响，提高患者生存质量。

一、精神因素对食管疾病的影响

20世纪80年代“脑－肠轴”的概念应运而生，形成“应激－神经－内分泌调控”作用机制。内分泌激素可以通过血脑屏障，也可以激活周围迷走神经传入神经的受体将信号传递至中枢。应激反应时，内分泌激素显著增高，反馈性抑制交感-肾上腺髓质系统及下丘脑-垂体-肾上腺皮质轴过度活化，增强机体应激时的顺应性。证据表明，胃肠内分泌激素发挥重要作用，可以通过调节肠道微生态间接影响肠道菌群，影响到黏膜通透性和人体免疫调节，从而导致机体应激反应，出现一系列心身症状。由此可见，精神心理因素对消化道疾病症状影响很大，食管作为消化道器官不可避免受到影响。当患者出现食管疾病，全面准确科学的评估对患者疾病的预后非常重要。

二、患者资料评估

（一）一般情况

通过交谈，收集患者相关信息资料，如性别、年龄、婚姻、文化程度、职业、生活习惯和爱好、发病过程、既往史等，评估患者沟通理解能力，对病情了解程度，有无吸烟、酗酒等不良行为方式，尽快和患者建立良好护患关系，取得患者信任。

（二）社会支持系统评估

了解患者的经济状况、家里同住人员和关系、配偶和子女对患者生活照顾程度、亲戚朋友对患者关心程度等，判断患者社会支持系统是否良好，是否能给予患者较好的心理支持保障。

三、不同时期的心理社会评估

（一）癌症患者心理阶段评估

1. 病情初期　刚得知病情时，患者一般会进入到怀疑否认期，表现出对自身的病情持否认的态度，怀疑医生诊断有误，到处求医。经过多处就医确诊，可能会进入到愤怒发泄期，表现为愤怒、情绪暴躁、怨天怨地，不能接受自己被诊断为这种疾病。

2. 病情中期　随着病情进展和治疗过程，患者会进入到悲观抑郁期，经常处于悲观的情绪当中，郁郁寡欢，精神萎靡，心态消极。

3. 病情晚期　病情终末期若治疗效果不佳，患者将进入到绝望濒死期，往往丧失生存的勇气，出现失去理智的负面行为，如拒绝治疗、自杀等。也可能随着病程进展，患者逐步接受病情，处于恢复平静期，表现为配合治疗，平静无愤怒情绪。

（二）围手术期评估

1. 术前　护士通过给患者做术前宣教，观察手术前患者有无紧张、焦虑、恐惧等情绪，耐心讲解手术目的和意义，告知患者微创手术的理念和优势、术前准备注意事项和配合方法，缓解其紧张心理，让患者以良好心理状态迎接手术治疗。

2. 术后　患者术后返回病房，常因疼痛等不适出现急躁、焦虑情绪。护士不仅要评估患者意识、生命体征、术后留置引流管、伤口疼痛等情况；同时，要注意安抚患者紧张恐惧情绪，指导患者术后如何做好功能锻炼，降低术后并发症的发生率。

（三）特殊治疗时期评估

食管癌患者术前新辅助、术后应用免疫靶向化疗药物期间，由于需多次治疗，加上药物不良反应的影响，患者会产生种种不良情绪，难以坚持治疗。护士需要对患者的精神状态，每次治疗的不良反应和效果进行评估，并鼓励患者建立配合治疗的信心。

在不同阶段，医务人员根据患者语言和非语言沟通方式，密切观察患者心理变化。如果出现回避、拒绝、发脾气、哭泣等不良情绪反应应及时进行疏导。陪伴患者的家属的态度对患者也很重要，医务人员要重视和患者家属的沟通交流，一起和家属鼓励患者，用温和的语气、耐心的态度温暖患者，让患者乐观正确地面对疾病，配合治疗，重新树立信心，这些对患者的肿瘤治疗和生存质量有着积极意义。

四、常用心理量表评估工具

在不同阶段，医务人员可以使用常见的心理量表对患者进行测试，科学、系统、客观评估患者心理状况，采用各种干预方法提高患者心理健康水平。

（一）医院焦虑抑郁量表

医院焦虑抑郁量表（hospital anxiety and depression scale，HADS）最初由Zigmond等于1983年设计，包含焦虑状态（HADS-A）评分量表和抑郁状态

（HADS-D）评分量表2个分量表，各有7个条目，其中单号问题评分相加总得分为HADS-A评分，双号问题评分相加总得分为HADS-D评分，每个条目的评分范围为0～3分，分量表总分为0～21分，分量表得分0～7分为无症状、8～10分为可疑症状、11～21分为存在症状。分数越高，表示患者焦虑或抑郁的可能性越大。

（二）Zung自评量表

Zung自评量表包含抑郁自评量表（self-rating depression scale，SDS）和焦虑自评量表（self-rating anxiety scale，SAS）。由华裔教授Zung分别于1965年和1971年编制，是较早引入我国的情绪评估量表。SDS和SAS各由20个条目组成，结果按1～4级评分，“1”表示没有或很少时间有，“2”表示小部分时间有，“3”表示相当多时间有，“4”表示绝大部分或全部时间有。SDS与SAS得分计算方式不同，SDS将20个条目相加后/总分满分（80）得到指数，指数0.50～0.59为轻度抑郁，0.60～0.69为中度抑郁，0.70以上为重度抑郁。SAS将20个条目相加得到粗分，粗分×1.25得到标准分，标准分50～59分为轻度焦虑，60～69分为中度焦虑，达到70分以上为重度焦虑，分值越高表示抑郁或焦虑程度越严重。一般10分钟左右可完成评估，主要用于评定患者的主观抑郁或焦虑情绪，具有广泛的应用性。

（二）心理弹性量表

心理弹性量表（Connor-Davidson resilience scale，CD-RISC）是评估特质复原力的成熟工具，由25个项目组成，包括3个维度：坚韧、自强、乐观。CD-RISC采用Likert5点量表评定法进行评估，得分0～100分，分数越高社会影响越好，低于40分表示患者心理复原力较差，高于70分表示患者心理复原力较好。

（四）社会影响量表

社会影响量表（social impact scale，SIS）由Fife等编制，用于评价慢性病患者的病耻感，包括4个维度，共24个条目。SIS采用Likert4级评分法，赋值1～4分分别为非常不同意、不同意、同意、非常同意，总分24～96分，得分越高表示病耻感越严重，得分高于79分表示患者病耻感程度高。

（五）社会支持评估量表

社会支持评估量表（social support revalued scale，SSRS）包括3个维度，即客观支持、主观支持和对社会支持的利用度。SSRS共10个条目，总分8～40分，

<20分为较差，20 ～ 30分为一般，31 ～ 40分为好。

（六）生活质量核心量表

生活质量核心量表（quality of life questionnare-core 30，QLQ-C30）共30个条目，包括5个功能，即躯体功能、角色功能、认知功能、情绪功能、社会功能；9个症状，即疲乏、疼痛、恶心呕吐、呼吸困难、失眠、食欲减退、便秘、腹泻、经济困难。整体健康状况生活质量领域分为7个等级，计为1 ～ 7分，其中1分为很差，7分为很好，其他分值由患者根据自己的情况综合判断。其他条目分为4个等级，为1 ～ 4分，其中1分为没有，2分为有一些，3分为较多，4分为非常多。各领域粗分计算：将各领域所包括的条目得分相加并除以所包括的条目数，得到该领域的得分。各领域标准化得分计算：为使各领域得分能相互比较，采用极差化方法进行线性变换，将粗分转化为0 ～ 100内取值的标准化得分。在粗分及标准化得分中，功能子量表和整体健康状况（生活质量）得分越高表示功能或健康水平越好，生活质量状况越好；症状子量表得分越高表示越严重的症状和问题，生活质量状况越差。

针对患者不同心理问题，给予心理疏导、正念疗法、放松训练等，必要时请心理科医生会诊进行专业治疗。

第三章

食管癌术前预康复

目前，食管癌的治疗仍采取以手术为主的多学科整合治疗。食管癌手术是一项复杂的手术，包括食管切除术和根治性清扫淋巴结，并完成消化道重建，手术时间较长。尽管在手术技术、麻醉和围手术期护理方面取得了进展，但食管癌切除术仍然是所有胃肠道手术中侵入性最强的手术之一。由于食管癌手术创伤大，并发症多，加之老年癌症患者普遍存在两种及以上的共病、心肺功能储备下降、营养不良或肌肉量减少、营养状况差、免疫力低下、认知障碍和睡眠障碍等不良因素，因此，围手术期不良事件发生率较高。按照Clavien-Dindo并发症严重程度分级标准统计，术后总并发症率为59%，17.2%的患者存在$Ⅲ_b$或以上的并发症，与食管切除术相关的30天死亡率超过5%，而90天死亡率仍然高达13%。加速康复外科（enhanced recovery after surgery，ERAS）通过优化围手术期处理的临床路径，从而减少了围手术期应激反应及术后并发症，缩短了住院时间，促进了患者康复，ERAS应贯穿住院前、术前、术中、术后、出院后。食管切除术围手术期护理指南建议通过在术前、术中和术后三个阶段的干预来具体改善食管切除术后的临床结局。预康复着眼于术前阶段，是通过运动、营养、心理、贫血筛查、内科疾病诊疗优化等干预措施增强患者的心肺功能储备，使其更好地承受随之而来的手术应激创伤过程，从而减少术后并发症，促进康复。预康复是食管癌加速康复管理的启动环节和术前重要的管理策略。

第一节　概　　述

预康复最初用于1946年“二战”征兵前的培训，经过两个月的体能训练，约85%的新兵身体素质有了显著提高。随后，康复治疗逐渐被引入到医疗实践中，如在运动医学等领域，以改善器官功能，增强对治疗的耐受性。1997年

Henrik Kehlet首次提出单一的方法不能降低术后并发症，多模式的干预可以降低术后并发症和死亡率，并提出了快通道外科（fast track surgery，FTS）的概念，成功应用于结肠外科领域。随着对“快”的理解不断深入，快通道外科更名为ERAS，随后，ERAS协会于2010年成立，并陆续发布了结肠、直肠、胃、肝脏和妇科等肿瘤手术的指南。2018年，ERAS协会发布了食管切除术围手术期护理指南。多年来，它已经发展成为一种多学科的团队方法，包括外科医生、麻醉师、重症医疗科医生、物理治疗师、营养学家和护士在围手术期护理患者，并将基于证据的方案融入临床实践。这种多模式方法已被证明可以缩短住院时间，减少手术应激反应，降低发病率，并加快恢复。传统康复的概念在肿瘤外科应用于术后时期，2002年，Topp等将预康复的理念引入外科临床，提出以术前运动锻炼为核心的预康复策略，可提高患者的功能储备，更好地耐受手术相关的创伤应激。2013年Li等提出三联预康复的策略，即预康复不仅包括运动干预，还包括营养干预与心理干预。但是临床医护人员通常更关注患者手术本身及术后住院期间的管理，术前对患者运动、营养和心理方面进行评估管理和优化往往被忽略。近年来，随着对ERAS认识的不断深入，预康复这一概念逐渐深入人心并且被重视，大家认识到康复治疗的目的是通过解决可调整的风险因素，来预防而不是治愈癌症治疗的功能后果。2022年我国发布首个《基于加速术后康复的胸外科手术预康复管理专家共识》，共识指出，预康复是改善患者术前营养状态和围手术期预后的关键措施。

第二节　食管癌术前预康复推荐时间

预康复时间自手术医生与患者共同决定手术至术前1日。此时期内，一方面患者需要完善术前检查与评估；另一方面，与术后阶段相比，患者术前情绪波动较小，身心状态较术后更稳定，积极性和依从性更高，有利于预康复的开展。

既往研究表明，1～2个月甚至更长时间的预康复有利于提高峰值摄氧量，增加骨骼肌肌力，加快术后康复，降低呼吸系统并发症，改善疾病预后。若预康复时间过短可能无法达到最佳的效果，但因预康复而延迟手术存在肿瘤进展及分期升级的风险，同时预康复的周期过长也可能降低患者的依从性，增加术前焦虑的风险。多项研究发现患者预康复依从性＜70%，年长者预康复依从性甚至更低，因此，需有经验的医护人员从预康复的有效性、手术的紧迫性、患者的依从性等方面进行综合考虑。预康复时间以术前2～4周为宜。不推荐因执行预康复计划而推迟手术4周以上。但若从决定手术至开始手术时间不足2周，也应尽可能进行预康复。

第三节 食管癌术前预康复主要内容

一、营养支持

通常，体重减轻、疲劳和吞咽困难在诊断食管癌时就已经存在，80%的食管癌患者会出现体重减轻、疲劳和吞咽困难。10%的患者在确诊前就会出现异常的体重下降。这些异常是肿瘤的炎症反应产生的促炎性细胞因子破坏体内碳水化合物、脂质和蛋白质代谢导致的，在这种状态下，能量、蛋白质和其他营养物质的缺乏会对组织/身体形态、功能和临床结局造成不同程度的影响。术前，高达74%的患者出现体重下降，加之新辅助治疗（单独化疗或与放疗同时进行）引起的食管炎、恶心、呕吐和食欲减退等症状会进一步加重患者的营养不良。静息能量消耗（resting energy expenditure，REE）升高与食管癌患者消瘦密切相关，评价新诊断癌症患者的静息能量消耗时，高代谢的占46.7%，代谢正常的占43.5%，低代谢的占9.8%。在体重减轻的患者中，约50%的患者表现为高代谢。静息能量消耗增加和低效率的能量利用与患者营养不良密切相关。为了保持体重和防止营养不良恶化，营养摄入需要满足能量需求。

（一）营养支持指征

营养筛查是确定哪些患者可以从营养治疗中获益的第一步和关键步骤。对于术前的患者最佳筛查工具还没有共识。常用的肿瘤患者营养风险筛查量表为NRS 2002，评分≥3分需进行进一步的营养评估。

目前，有文献研究推荐GLIM营养不良诊断标准，新标准包括3个表型标准（非自主体重丢失、低BMI及肌肉减少）和2个病因标准（摄食减少或消化吸收障碍，炎症或疾病负担）。诊断营养不良应该至少具备1个表型标准和1个病因标准。此外，GLIM还根据表型标准提出了营养不良分期（级）：Ⅰ期，中度营养不良；Ⅱ期，重度营养不良。

围手术期营养筛查（perioperative nutrition screening，PONS），若患者出现以下任意一种情况：①6个月内体重减轻≥10%。②BMI＜18.5kg/m^2。PG-SGA评分C级或无肝肾功能障碍情况下血清清蛋白＜30g/L，则建议术前进行营养治疗7～14天。

（二）营养支持需求

静息能量需求的金标准是用间接测热法测量，但间接测热法需要的设备非医疗机构的常规设备，因而可能无法适用于临床。可参考25～30kcal/（kg·d）（1kcal＝4.18kJ）进行经验估算。蛋白质是构建和修复细胞及维持肌肉质量所必需的，营养支持治疗中蛋白质供给应根据临床实际情况进行判断，一般应达到1.0～1.6g/（kg·d）；可用优质蛋白，如乳清蛋白补足饮食摄入不足的部分，推荐在运动后1小时内摄入，从而促进肌肉合成，慢性肾脏疾病患者需谨慎补充优质蛋白质。对于术前存在营养不良的食管癌患者，可使用含免疫营养（强化精氨酸、ω-3脂肪酸或核苷酸等）的肠内营养（enteral nutrition）配方液体。满足患者的热量需求应以营养评估为基础，以下三种是常使用公式：①按体表面积，1500ml/m^2。②每1kcal估计能量需要1ml液体。③按人体体重，20～40ml/（kg·d）。

（三）营养支持方法

营养治疗包括口服营养补充剂，肠内营养或肠外营养（parenteral nutrition）。对于能够耐受口服的患者，标准的口服营养补充剂通常是首选。口服营养补充剂包括商业制备的产品，有些含有免疫调节营养，也包括自制奶昔和强化食品。肠内营养配方的选择取决于患者的营养需求、消化和吸收能力、疾病状态、器官功能和肠内营养的给药途径。营养不良患者的营养治疗方案应考虑在治疗计划的初始阶段。尽管最低限度的营养支持疗法风险很低，但在规划营养支持疗法时也必须考虑这些风险。

在因吞咽困难住院的患者中，放置营养管是最常见的干预措施。在治疗前和治疗期间加强营养支持也有助于恢复口服摄入。

此外，要想在有限的时间内最大限度地发挥运动的效果，就需要有良好的营养状况。如果患者营养不良，他们对运动训练的反应就会降低，可能无法配合完成高强度的训练。

二、呼吸运动训练

食管癌手术是创伤最大的手术之一，一般涉及颈部、胸部和腹部。首先，手术虽未切除肺组织，但胸壁、肋间肌和膈肌的完整性受损，使得患者呼吸泵的功能下降。其次，食管切除术带来的“炎症风暴”会导致血流动力学变化，引起循环血容量的减少。此外，广泛的淋巴结清扫减少了液体回流到血液系统，导致肺间质、肺泡水肿的发生。肺水肿是肺部并发症形成的基础，导致肺不张、肺炎，这是食管切除术后最常见的并发症。呼吸运动训练能减少术后肺部并发症的发生，是术前预康复的重要部分。

（一）评估

1. 常规评估　呼吸频率、呼吸模式、呼吸节律、呼吸肌肌力、呼吸音、痰液的位置、痰液的性质与量、胸廓外形、胸廓活动对称性与主/被动活动度、血氧饱和度等。

2. 其他检查　肺功能、实验室检查（包括血液生化、血气分析）、影像学检查（包括胸部DR、CT和超声）。

3. 肌肉减少症评估　食管癌患者常因吞咽障碍、活动减少、肿瘤代谢活跃与术前新辅助治疗等，而出现肌肉减少症。有研究显示，术前合并肌肉减少症，术后出现肺部感染、吻合口瘘的风险增加。可先对患者进行小腿围度筛查，当男性＜34cm，女性＜33cm时，应进行肌肉力量（握力测试）和躯体功能（6m步速）评估。握力测试时左右手各测量3次，取最大值，男性＜28kg，女性＜18kg，考虑为肌肉力量下降。当步速≤1.0m/s，考虑为肌肉功能减退。

4. 运动耐力评估　虽然心肺运动试验（cardio pulmoary exercise testing，CPET）能作为胸、腹手术患者术后并发症的预测指标，但是目前在食管癌中的研究结果并不一致。有研究显示，患者术前CPET的指标与患者术后肺部并发症的发生率无关。但也有学者证明，新辅助治疗患者术前CPET结果能预测患者的预后情况。个别试验指出，患者运动耐力与术后并发症的发生概率呈弱相关联系。目前研究发现，CPET与增量往返步行试验（incremental shuttle walking test，ISWT）在预测食管癌患者术后肺部并发症上没有明显相关性，但与患者的生存率有相关性。当ISWT＞350m时，或者6分钟步行试验（6-minute walking test，6MWT）＞480m时，患者术后生存率大于ISWT＜350m或6MWT＜480m的患者。

5. 呼吸肌评估　吸气肌力量是术后肺扩张、气道廓清的重要因素。患者术前吸气肌力量较低时，术后吸气肌力量下降幅度可能更大，往往会加重患者痰液潴留、低氧的状况。而围手术期的低血氧会影响组织的愈合，这可能是导致术后吻合口瘘的高危因素。术前患者进行吸气肌训练能减少术后肺部并发症的发生。吸气肌训练前需要评估呼吸肌力量，包括最大吸气压（maximal inspiratory pressure，MIP/PImax）、最大呼气压（maximal expiratory pressure，MEP/PEmax）和咳嗽峰流速（cough peak expiratory flow，CPEF）等。肺过度通气程度或限制通气程度会影响MIP、MEP这两个指标，导致评估结果不准确，因此应注意患者的肺功能通气指标。

（二）运动方案

目前运动训练获益的最佳周期还不明确，建议越早越好。对于术前新辅助治疗的患者，为了抵消新辅助治疗对患者身体功能的损伤，可以在新辅助治疗阶段循序渐进介入，直到手术前。为了提高患者心肺耐力，改善下降的肌力，增加胸廓的柔韧性，运动方案包括有氧训练、抗阻训练、柔韧性训练、吸气肌训练、呼吸训练等。

1. 有氧训练　是预康复最常见的运动方式。运动训练的持续时间、强度和频率非常关键。关于运动康复的最佳强度仍然存在争议，目前常用的方式为中等强度持续耐力训练和高强度间歇耐力训练（表3-1）。

表3-1　耐力训练的不同方法

项目/处方	持续耐力训练	间歇耐力训练
模式	持续	间歇 （1）高强度训练-休息-高强度训练 （2）高强度训练-低强度训练-高强度训练
运动强度	中等强度（60%～80%最大心率）	高强度（80%～100%最大心率）
运动频率	3～5次/周	3～5次/周
运动方式	步行、爬楼梯、骑自行车、游泳、慢跑等	步行、爬楼梯、骑自行车、游泳、慢跑等
运动时间	20～60分钟/次	20～60分钟/次（包括休息时间）

2. 抗阻训练　肌少症是患者术后并发症的发生率、生存期的预测因素。研究证明，术前通过营养、运动改善肌少症状态，有助于患者的恢复。抗阻训练是肌少症的一线治疗方案。抗阻训练分为肌力训练和肌耐力训练，侧重点各不相同。肌力训练以提高肌肉总量、肌力和骨密度为主；肌耐力的训练是增强肌肉的肥厚，改善肌肉力量，提高肌耐力和运动能力。训练部位包括上下肢、胸腹部肌肉（表3-2）。

表3-2　抗阻训练的方案

项目/处方	肌力训练	肌耐力训练
次数	每组8次，1～3组	每组8～12次，3组
频率	4～6次/周中等强度（60%～80%的最大心率）	2～4次/周

续　表

项目/处方	肌力训练	肌耐力训练
强度	1RM*的80%～100%	1RM的70%～85%
组间休息	2～3分钟	1～2分钟

注：最大反复次数（repetition maximum，RM）。

3. 柔韧性训练　能扩大关节韧带的活动范围，缓解肌肉疲劳。对于食管癌术前患者来说，可对包括胸大肌、胸小肌、背阔肌等胸部和背部肌群进行静态牵伸，提高胸廓活动度。

4. 吸气肌训练　既往的吸气肌训练方案采用的是最大吸气压力值的30%进行吸气肌抗阻训练，根据Borg量表上用力程度评分，逐渐增加阻力。如果感觉用力程度小于5（0～10分），则训练器的阻力递增5%。在EJ的研究中，对比了两种训练强度对食管癌患者术后肺部并发症的影响，发现在阻力增加原则不变的情况下，初始训练强度为最大吸气压的60%，更有利于降低患者术后肺部并发症。随着ERAS理念的深入，围手术期的时间较前缩短，如何在有限时间内最大化提高患者术前状态，是未知的。尽管大多数研究指出术前吸气肌训练能减少食管癌术后肺部并发症和吻合口瘘（减少术后低氧）的发生，但也有部分研究表明吸气肌训练是无效的。

目前常用的吸气肌训练设备主要分为阻力负荷型和阈值负荷型。阻力负荷型训练器通过孔径的大小调节阻力，设定的阻力会受患者吸气流速的影响。而阈值负荷型训练器能使训练剂量更加标准化，且能更好地激活膈肌，因此吸气肌训练更推荐使用阈值负荷型训练器。

5. 呼吸训练　呼吸训练包括促进肺复张训练和气道廓清两个部分的内容。术后肺不张不但会导致低氧血症，还会加重痰液潴留。考虑到患者术后学习接受能力下降，应在术前指导患者进行深呼吸训练。激励式肺量计是临床常用的促进肺复张呼吸训练器材，虽然其作用和深呼吸相同，在循证证据上无明显优势，但因为激励式肺量计能提供视觉反馈，更适合深呼吸训练完成不佳的患者。无论是深呼吸还是使用激励式肺量计，均需要患者进行最大的吸气，并在吸气末屏气2～3秒，然后缓慢呼出。激励式肺量计目前主要分为流速型（三球训练仪）和容量型两种，容量型更能直接反映患者吸气量的高低，因此得到更多的推荐。

疼痛、腹部切口会导致术后患者咳嗽无力，咳嗽会加剧腹部切口疼痛，尤其在腹部大切口患者，不敢用力咳嗽，导致咳嗽效率降低和/或不舒适体验增加。主动循环呼吸技术（active cycle of breathing techniques，ACBT）是一个不需要设备，任何时候都能完成的气道廓清技术。ACBT中的用力呼气（forced expiration technique，FET），能更好移动痰液，同时减少因频繁咳嗽带来的切口疼痛。有效的用力呼气需要嘴巴张开呈“O”形，保持声门开放，胸壁和腹部肌肉收缩。如果患者声门开放不足时，可通过口含圆柱状物体，保持声门开放。

可根据实际情况选择在院进行预康复或者居家预康复，或者两种互相结合。对于居家预康复的患者，为了提高患者的依从性，应当进行监督。

三、心理支持

食管癌患者因长期进食困难、营养不良、癌症恐惧、家庭及经济等因素产生焦虑抑郁的心理应激反应，这种情绪在手术临近时会显得更为突出。严重持久的焦虑会因精力过度消耗而对个体造成威胁，抑郁则会影响人体中枢神经系统、内分泌系统及免疫系统功能，从而降低机体的防御功能。心理干预是预康复的重要干预措施之一。心理支持的首要目的是消除焦虑，使患者放松，建立战胜疾病的信心，另一目的是增强患者完成预康复运动和营养计划的信心。可鼓励患者表达自己的感受，采用冥想、家庭放松操、睡前听放松音乐入眠等多种方式进行心理调节。《中国肿瘤心理治疗指南》建议，临床医护人员可采用音乐疗法、运动疗法、综合护理干预、支持性干预和教育性干预等帮助患者改善痛苦情绪；专业的心理治疗师还可采用认知行为治疗、正念减压训练、叙事疗法、表达性写作和意义中心团体等多种干预方法。此外，《肿瘤相关抑郁状态中医诊疗专家共识》指出，贴敷、针灸、推拿和中医辨证施治等也可改善恶性肿瘤患者相关抑郁状态。在心理干预期间，需要对患者进行动态心理评估，由心理学家、经过心理治疗培训的临床医生和护士提供个性化的支持策略。

四、健康教育

1. 戒烟、戒酒　吸烟导致患者术后发生肺部并发症、吻合口瘘和伤口愈合不良的风险增加，而戒烟可以减少这些并发症的发生概率。目前尚未确定戒烟能减少并发症所需的时间，但应大于4～8周，戒烟时间越长越好。我们可以通过烟草依赖评估量表和吸烟严重指数评估患者对烟草的依赖程度。“晨起后5分钟内吸第一支烟”是烟草依赖最有效的判断方法。戒烟需要结合行为干预和药物治疗。

2. 赋能　在食管癌围手术期，患者主动参与整个过程越来越重要。赋能包含两个方面，首先是慢性病的赋能教育，其次为围手术期的赋能教育。通过赋能教育使患者明白疾病康复的阶段和意义，促使其积极调整自身状态，更好地进行自我管理，更好地回归家庭、回归社会。赋能包括明确问题、情绪表达、设定目标、确认计划、行为评价5个步骤。具体如下：①与患者进行互动式的访谈，通过提问了解患者目前对术前、术后康复的看法，引导患者明确自己所处的阶段及面临的困境，进行针对性的健康教育。②鼓励患者表达真实的情感，倾听并进行疏导，引导患者进行自我反省，树立患者康复的信心，明确术前、术后康复的责任。③提供专业建议引导患者制定目标，如术前减轻活动性呼吸困难的程度，术后拔除气管插管当天可进行床边活动并完成功能性咳嗽。④根据患者设定的目标，制定相应的康复计划，如有氧训练、肌力训练、呼吸肌训练和支撑性咳嗽等。⑤自制康复训练任务卡，对患者康复情况进行及时评价，帮助患者分析目前存在的问题及原因。

3. 适应性训练　术后生活的预适应十分重要，除常规照护外，还应进行术后生活的模拟适应训练。如使用弹力绷带或医用胶布，在切口处进行贴覆，模拟切口。固定引流瓶，模拟术后带管状态。同时给予针对性转移训练、预防下肢深静脉血栓、主动循环呼吸技术、激励式肺量计使用和按压颈部切口间接保护吻合口的咳嗽方式。通过一系列术前适应性训练，使患者直观感受术后的状态，预演康复内容，提高患者应对术后各种不适状态的能力和自我管理的水平。

五、展望

预康复对于食管癌患者是有帮助的，为有效量化并开展预康复方案，了解患者术后并发症的高危因素提供重要依据。由于研究数量有限、文献质量不一，预康复方案的异质性大，目前无法得出食管癌预康复的最佳方案。因此，食管癌预康复研究仍任重而道远。

第四章

食管癌外科护理

第一节　食管外科加速康复理念

ERAS理念自20世纪90年代初由丹麦医生Kehlet首次提出以来，经过近30年的发展，已在临床实践中得到广泛应用和高度认可，成为当前围手术期管理的核心策略。ERAS强调以循证医学证据为基础，通过多学科协作优化围手术期管理，减少手术创伤和应激反应，降低术后并发症的发生率，加速患者康复进程。

食管切除术是一种复杂的外科手术，围手术期并发症的发生率和死亡率很高，术后Ⅱ级以上并发症的发生率可高达11.6%，且术后5年总生存率仅52.9%。这一结果强调了在食管切除术中应用ERAS的必要性，使食管切除术患者围手术期管理趋于标准化，以改善食管癌患者的预后，促进食管癌患者术后康复和提高生存质量。

2018年国际食管切除术围手术期ERAS指南的发布，使食管癌ERAS治疗护理有据可循。但因食管癌手术具有手术复杂、术后并发症多等特点，ERAS应用仍处于完善阶段。食管癌手术患者ERAS应用贯穿整个围手术期护理过程，主要包括营养管理、心肺功能准备、禁饮禁食及肠道准备、术后早期下床活动、呼吸道管理、疼痛管理、心理干预、血糖管理等。

一、术前准备

（一）营养

在所有癌症中，食管癌患者体重减轻最为明显，而减轻程度与总体生存率高度相关。营养不良在食管癌患者中非常普遍，可能会影响高达80%的患者，因此与其他手术相比，食管癌患者术前营养评估和支持显得尤为重要。欧洲临床营养与代谢学会建议对具备以下任一条件的食管癌患者进行营养支持：术前6个月体重减轻≥10%；BMI＜18.5kg/m^2；SGA评分C级或无肝肾功能障碍情况下血清清蛋白＜30g/L。

有研究证明，术前进行至少7天的肠外营养支持对于减少术后并发症和缩短术后住院时间是有益的。Shen等对存在吞咽困难的营养不良患者进行了为期1周的术前营养支持的对照研究，将患者随机分为肠内营养组和肠外营养组，发现对于NRS 2002评分≥3分且存在明显吞咽困难的食管癌患者，术前行肠内营养支持可明显缩短胃肠功能恢复时间，减少胃肠道并发症，最终加速术后恢复。

因此，应对所有食管癌患者进行营养评估，以便在术前优化营养状况，同时应基于患者营养情况的风险水平进行营养干预。有营养风险的患者应根据风险程度分别给予饮食建议、蛋白质和能量补充、管饲喂养。此外，药物营养或免疫营养亦是食管癌患者围手术期营养干预的措施，但目前对于其术前常规使用仍存在争议。

（二）术前运动及肺功能锻炼

术前合理的肺功能和有氧锻炼可有效提升患者的心肺功能及机体功能储备，降低术后并发症的发生率、缩短恢复时间，也为一些新辅助治疗患者提供更多手术时机的选择，部分高危患者也将因此获得更多治疗机会。Sheill等在一项随机临床对照试验中对比研究术前高强度的间歇训练和持续有氧锻炼对于肺癌或食管癌等复杂手术患者术后康复的效果，发现术前高强度间歇训练可在短时间内改善患者的心肺功能，减少患者术后心肺并发症并缩短术后住院时间。Argudo等针对食管癌新辅助化疗患者进行了一项化疗后为期5周的结构化高强度间歇锻炼，发现患者的心肺功能、骨骼肌功能及营养状况明显改善，同时有效减轻了新辅助化疗带来的不良反应。除运动锻炼外，肺功能锻炼同样可有效减少术后肺部感染的发生并缩短术后住院时间，结合其他有氧锻炼效果更为明显。该锻炼对所有年龄段的患者都有效，并且高龄、高危患者获益更多。

（三）血糖控制

血糖控制不佳是晚期食管癌切除术后总体死亡率和疾病特异性相关死亡率增高的独立危险因素。Okamura等分析了623例行食管癌切除术的患者，对比血糖控制良好与控制不佳的两组患者的总体和疾病特异性死亡风险，发现血糖控制不佳显著增加了Ⅲ～Ⅳ期患者的总体和疾病特异性死亡风险。围手术期完善的血糖控制管理将有效降低患者术后多系统并发症及相关死亡风险。

（四）禁食禁饮与肠道准备

术前长时间（6小时）禁食的有害影响很多，包括增加患者不适感、胰岛素抵抗和术后应激反应。国内发布的ERAS实践指南2021版则提出术前禁食时间为6小时，而术前禁饮时间建议为2小时。同时，该指南还推荐术前10小时可口服含12.5%的碳水化合物饮品800ml，并在术前2小时禁饮前再次口服约400ml。

食管切除术和胃重建术前不应常规使用机械性肠道准备（mechanical bowel preparation，MBP）。荟萃分析表明，在接受MBP的患者和未接受MBP的患者之间，吻合口瘘发生率、伤口感染率和术后死亡率并无差异。同时，MBP可能会引起一些不良的生理影响，包括液体流失、电解质紊乱等。此外，MBP还与结肠术后患者长期麻痹性肠梗阻有关。所以，无须对结肠重建的食管切除术患者进行MBP。

（五）心理干预

Altinsoy等在一项前瞻性研究中发现，严重的术前焦虑可导致应激性激素水平的升高，并产生不良的麻醉前代谢反应，在术中导致血压升高和心率加快。Ohkura研究了102例接受食管癌手术治疗的患者，在不同的治疗节点进行以焦虑和抑郁为主的心理评估，并结合患者术后健康状况和生活质量进行分析，发现患者整体健康状况及术后生活质量与其围手术期及术后长期心理困扰密切相关。洪宇彤等对高龄食管癌手术患者进行术前心理支持，发现术前心理支持能有效降低手术患者的焦虑情绪。尽管研究指出情绪障碍对于围手术期患者存在不利影响，但其是否能直接影响食管癌围手术期治疗，以及行相关心理干预后是否可获得良好的临床反馈仍需更多的多中心、大样本、前瞻性研究提供证据支持。

（六）术前宣教

患者宣教已成为ERAS计划的组成部分，其主要目标是增加患者对手术方案、围手术期和术后目标的了解，从而促进术前准备、术后配合和减少焦虑。术前4周应戒烟、戒酒，以减少术后并发症。

二、手术管理

对于Ⅱ期或Ⅲ期食管癌患者，新辅助治疗后再进行手术治疗为其带来了更好的远期预后可能。新辅助化疗后手术的最佳时间是化疗结束后3～6周，新辅助放疗后手术的最佳时间是放疗结束后6～10周。

ERAS的核心理念之一就是减少患者的手术创伤应激，这就决定了ERAS下的手术方式必然一步步走向微创和精准外科方向，即腔镜微创手术、联合微创手术和正在逐步发展起来的机器人辅助下微创食管切除术。同时，考虑到食管替代物的可靠血供、良好术后结局和获取相对简单，建议将胃代食管作为第一选择。另外，应尽量减少胸腔引流的使用。

ERAS理念下的术中麻醉管理旨在减少手术创伤，维持机体内环境稳定。麻醉方案的选择应考虑以区域阻滞为主或全身麻醉复合区域阻滞/局部麻醉，以获得良好的镇痛效果，且有利于术后快速苏醒。胸椎硬膜外麻醉（thoracic epidural anesthesia，TEA）可在开胸和腹部手术中提供最佳镇痛效果，被视为食管切除术后镇痛的第一道途径。TEA可减少呼吸并发症、应激反应和开胸术后慢性疼痛的发展。同时椎旁阻滞是胸椎硬膜外镇痛的一种很好的替代方式。

术中采用目标导向液体治疗，避免液体过多导致肺水肿和肠道水肿，加速术后恢复。采用肺保护性通气策略，有利于降低术后肺部并发症的发生率。术中采取主动保温措施以维持正常体温，维护患者核心体温在36℃以上，可预防低体温对凝血功能和免疫功能的不利影响。

三、术后管理

（一）早期营养支持

术后早期开始营养支持对于维持康复后的状态，预防与营养不良相关的术后并发症非常重要。由于肠外营养与代谢紊乱、肝酶升高和脓毒症的发生率增加有关，食管切除术后推荐使用肠内营养取代肠外营养。食管癌加速康复指南中推荐术后早期建立肠内营养，可降低并发症的发生率，缩短术后住院时间。一般术后24小时内即早期给予肠内营养，在临床上应用最为广泛。于媛等对102例食管癌患者术后肠内营养时机的研究显示，加速康复外科术后清醒后2～6小时给予肠内营养可促进胃肠功能恢复，改善患者口渴情况和血液营养指标，提高患者舒适度。

由于食管癌手术部位的特殊性和对术后吻合口瘘等并发症的考虑，目前对于术后早期经口进食的策略多数人仍持谨慎保留态度，且这一观念并未得到循证医学证据的支持。在一项观察性队列研究中，研究者对比了上消化道肿瘤术后分别早期经口进食和肠内营养支持的患者数据，发现两组术后30天内并发症的发生率、再入院率和再手术率差异无统计学意义，经口营养组的吻合口瘘发生率及死亡率也无明显增高。另有研究指出，早期口服肠内营养剂可以通过TRPA1/CCK1-R介导的肥大细胞－神经轴改善术后肠梗阻现象。目前，针对早期口服营养支持安全性的研究越来越多，但鉴于食管癌手术的特殊性，仍需更多前瞻性临床研究提供证据支持。

（二）早期下床活动

术后早期活动是食管癌ERAS管理中的关键。术后卧床时间过长可引起肺部感染、下肢深静脉血栓形成、内脏灌注不足，以及应激性肠道损伤甚至便血等严重并发症。因此，引导患者尽早适当下床活动在食管癌患者术后管理中至关重要。Yang等在一项随机临床试验中结合ERAS为食管癌患者制订了量化的术后早期活动计划，对比发现ERAS干预组患者术后胃肠功能恢复时间及术后住院时间均显著缩短。

（三）术后疼痛管理

充分的术后镇痛可以减少手术的应激反应，有利于患者咳嗽排痰和早期下床活动，从而减少术后肺部感染、肺不张和下肢深静脉血栓的发生率。与其他手术相比，食管癌手术需要留置胸腔和腹腔引流，故疼痛机制更加复杂，因此包含区域神经阻滞在内的多模式术后镇痛是食管癌ERAS的核心环节，在保证镇痛效果的同时，减少术后阿片类镇痛药物的用量，降低恶心、呕吐、谵妄和肠道功能障碍的发生率。

（四）呼吸道管理

食管癌患者高龄、术前营养状况欠佳、部分患者接受过新辅助放化疗、术中因气管插管易发生气道损伤、术后常发生胃食管反流现象，诸多因素均使食管癌患者术后呼吸系统并发症的发生率显著增加。术后应联合咳嗽排痰锻炼、有效镇痛、早期活动和气道舒张药物等多种治疗手段保护患者的呼吸系统，最终促进其快速康复。

（五）导管拔除

食管切除术后推荐给予胃管减压，如术后不存在胃代食管扩张风险，并排除可能存在喉返神经受损的情况，则可在术后第2天考虑早期拔除，以减少呼吸系统并发症、恶心和呕吐的发生率。

食管切除术后常规放置胸腔闭式引流管，以确保肺扩张，有助于观察出血、积气、乳糜和吻合口瘘。推荐使用单根胸腔闭式引流管。胸腔闭式引流管引流量＜100ml/d时，在除外吻合口瘘、乳糜胸等情况下，可移除胸腔闭式引流管以促进患者早期下床活动。

对于留置硬膜外镇痛泵的食管切除术患者（尤其是男性），在拔除硬膜外导管之前拔除导尿管会带来更高的更换导尿管的风险，且术后48小时内拔除导尿管有较高的尿潴留和需要再次插管的风险，故食管切除术早期拔除导尿管值得商榷，需要采用严格的方案来评估患者是否存在重新插导尿管的风险。

（六）并发症预防

食管切除术后静脉血栓栓塞的发生率为5%～7%，包括深静脉血栓形成和肺栓塞。术后静脉血栓栓塞的预防主要包括机械和药物两方面措施，应将两者结合使用以提高疗效。食管切除术患者如无凝血功能障碍或出血倾向，推荐术前2～12小时和术后4周采用低分子肝素治疗，并采取机械措施（如抗血栓袜）降低静脉血栓栓塞的风险。硬膜外导管应在末次低分子肝素注射后12小时置入，在硬膜外导管取出后至少4小时后才可给予低分子肝素。

糖尿病患者更易受到术后和其他医院获得性感染的影响。此外，胰岛素抵抗与胃肠道大手术后的并发症和死亡率有关。建议采用多模式方法减少食管切除术患者代谢压力，以降低胰岛素抵抗和高血糖，如术前采用碳水化合物治疗、硬膜外麻醉、微创手术技术和早期肠内营养等。血糖水平超过10.0mmol/L时应进行治疗。

与传统的食管癌围手术期管理方案不同，食管癌的ERAS方案引入了术前营养评估，多学科团队（multiple discipline team，MDT）联合诊疗及缩短术前禁食水时间，术中微创手术方式的选择，术后多模式镇痛、血栓预防和围手术期体温控制等具体措施。术前MDT联合诊疗能更全面地判断患者病情以制定更为个性化的治疗方案，同时在术前评估并干预患者营养状态，缩短患者术前禁食时间，可以改善患者身体状况，并有效减轻患者生理和心理上的负担。术中选择微创手术方式和维持患者核心体温能够减少术中出血量和术后并发症的发生率，减轻患者术后疼痛。术后充分镇痛、积极预防血栓，则可以缩短患者的住院时间，使患者术后生活质量大大提高，从而促进患者的术后康复。

第二节 术前护理

一、术前评估

（一）整体评估

护理人员应当对患者入院后的整体状态进行评估，对患者的病情状况、疾病诱发因素及治疗方式进行讲解，及时解答患者相关疑问，护理人员及时指导或更正患者饮食、作息习惯，了解患者一般健康状况、生命体征，尤其注意与现患疾病相关的病史和药物应用情况、过敏史、手术史、家族史，既往有无高血压、糖尿病、心脏病等病史。

（二）共病评估

患者如服用阿司匹林、硫酸氢氯吡格雷片（波立维）、双嘧达莫（潘生丁）等血小板聚集抑制剂，术前需停药一周。合并冠心病患者，停口服抗凝药物，给予低分子肝素钠皮下注射替代治疗；合并糖尿病患者，术前监测血糖，将糖化血红蛋白水平控制在7.0%以下，必要时进行内分泌专科会诊；合并高血压患者，规律服用降压药［禁用复方利血平氨苯蝶啶片（O号®），曾用名北京降压0号］，手术当日晨起监测血压，酌情口服降压药。

（三）专科评估

通过仔细询问和术前检查检验结果，包括血生化指标、血气分析、心电图、肺功能、腹部超声、胸部CT、颅脑MRI，了解患者主要内脏器官功能及病变情况，有无心、肝、肺及肾功能不全，判断手术耐受性，并提醒医生对存在基础疾病的患者请相关科室会诊。

（四）营养状况评估

采用NRS 2002进行营养风险筛查，NRS评分≥3分须进一步进行营养评定，根据评定结果制订营养护理计划。患者入院后给予半流食（糖尿病患者给予糖尿病半流食，注意监测血糖），鼓励患者多摄入营养丰富、易消化的食物，如鸡蛋羹、牛奶、肉汤、蔬菜、豆制品等，不吃油炸及辛辣刺激的食物；对于吞咽困难的患者，给予肠内或肠外营养支持，积极纠正低蛋白血症、水及电解质紊乱，每日补充量在400～1200ml。对于上午有空腹检查的患者应在下午加餐，可进食精瘦肉、奶、蛋等优质蛋白，每隔3天进行营养风险动态评估，叮嘱患者在进食时保持直立位，平卧时将床头抬高，以上身抬高15°为宜，卧姿采取左侧卧位，以减少反流，术前有贫血或低蛋白血症患者，应给予高蛋白、高维生素饮食，必要时输注全血血浆或白蛋白等。

（五）心理评估

询问患者既往有无精神类疾病及相关药物服用史，采用医院焦虑抑郁量表评估患者的心理状况。告知患者保持良好心态有助于提高手术成功率和术后恢复率，减少不必要的探视，避免交叉感染。通过与患者家属深入沟通，了解患者之前生活状态。与患者交流，以询问形式明确患者心中疑虑，了解患者期望值，从而准确评估患者治疗前心理状态。针对不同原因，科学讲解疾病知识，配合患者家属减轻患者焦虑情绪，护理人员采用通俗易懂的语言讲解食管癌相关专业知识，强调疾病的治疗重点、治疗目的和效果，嘱家属多与患者交流，提供更多帮助和关怀，如患者精神情绪不稳定，给予安排病房时宜选择靠近护士站的多人病房，班班交接，加强巡视，酌情安排家属陪床，给予患者家庭支持力量，结合患者病情和年龄特征等建立安静、舒适的病房环境和适宜的就餐环境。

（六）疼痛评估及指导

评估疼痛的原因、诱因，以及疼痛的部位、性质和强度，可采用视觉模拟评分法（visual analog scale，VAS）、面部表情评分法，中重度疼痛及时遵医嘱给药。术前，护理人员了解患者病情和文化程度等信息，组织开展健康教育讲座，向患者及其家属讲解疼痛管理的必要性，详细介绍各种镇痛方法，镇痛药物虽然会有不良反应，但对减轻疼痛和术后的恢复有利，告知其不要太过担心也不要强忍疼痛，鼓励患者说出自己的想法及疼痛感受。

（七）静脉血栓栓塞风险评估

应用Caprini血栓风险评估模型，该模型包括既往史、实验室检查等因素，对各因素进行赋值，以各因素分值之和为总评分。根据总评分进行危险度分级，其中，0～1分为低危险度，2分为中危险度，3～4分为高危险度，≥5分为极高危险度。收集患者的临床信息，包括年龄、性别、BMI、既往史（有无合并糖尿病、高血压、脑梗死、冠心病、高脂血症）。抽取清晨空腹静脉血，进行血生化、血常规、凝血四项及D-二聚体检测，收集患者所有相关指标数据（血小板计数、纤维蛋白原、清蛋白、D-二聚体）。进行静脉彩色多普勒超声检查或者CT肺动脉造影检查，筛查静脉血栓栓塞的发病情况。

二、术前准备

（一）术前指导形式

通过播放宣教视频、宣教手册、病友间交流、一对一式指导和知识讲座等途径提高患者对于围手术期有关注意事项的掌握度，增强患者自信心，以良好心态面对手术。

（二）呼吸道管理

了解患者吸烟史，吸烟可造成组织氧合降低，增加伤口感染、血栓栓塞及肺部感染等并发症的风险，推荐术前戒烟4周，至少入院后不再吸烟。术前指导患者进行有效的咳痰训练，排痰前嘱患者深吸气，屏气后用力咳嗽，使痰液排出，训练深呼吸运动、腹式呼吸，提高患者肺功能，对于有支气管哮喘病史患者，给予硫酸沙丁胺醇气雾剂；合并慢性阻塞性肺疾病的患者或吸烟指数≥400（吸烟指数＝每天吸烟支数×吸烟年数）的患者入院后即给予氧气雾化治疗，每日3次。

（三）术前戒酒

饮酒可增加术后并发症的发生率，推荐术前戒酒至少2周。

（四）肠道准备

不推荐对食管癌手术患者常规进行机械性肠道准备。术前一日可使用磷酸钠盐口服液45ml口服进行肠道准备。

（五）皮肤准备

皮肤准备包括备皮和洗澡。备皮范围为右胸部及腹部。右胸部：上起右侧颈根部，包括右侧肩、腋窝、上臂上1/3，下至脐平面，前至胸骨中线，后至对侧肩胛垂线。腹部：上达乳头平面，下达耻骨联合平面，两侧达腋中线，包括清除脐部污垢（可用松节油棉球擦拭，酒精棉球消毒）。告知患者洗澡、协助剪短指甲、剃胡须、理发、更换病服等。

（六）口腔护理

术前口腔护理可以减少术后并发症的发生率，因此术前应关注患者的口腔健康。手术当日清晨可用复方洗必泰含漱液（内含0.12%洗必泰和0.02%甲硝唑）清洁口腔，减少口腔内的细菌。在临床实际工作中应根据患者具体情况选择合适的护理方法。

（七）术前禁食禁饮管理

术前12小时口服橄榄油100ml，使胸导管在术中充盈，起到标记胸导管、以防误伤的作用。术前6小时禁食，之前可进食淀粉类固体食物。术前2小时禁饮，之前可口服总量不超过400ml的清流质饮料，包括清水、糖水、无渣果汁、碳酸类饮料、清茶及不含奶的咖啡等，不包括含酒精类饮品。

（八）功能锻炼宣教

锻炼方式包括桥式运动、踝泵运动、患肢功能锻炼（手指爬墙运动）等。术前引导患者开展肺功能训练，开展腹式呼吸，经鼻部深吸气，腹部隆起呼气时将腹部回缩，单次时间在15～20分钟，每日2次；开展缩唇呼吸，将嘴闭上通过鼻部吸气2～3秒，然后以吹口哨样进行5～6秒的呼气，单次时间10～15分钟，每日2次；进行咳痰及排痰训练，要求患者将双手放在腹部双侧，深吸气同时憋气2秒，用力咳痰时，两手能合理往内部压迫，减轻咳嗽导致的疼痛，每日2次，同时训练患者床上大小便的习惯。

（九）术晨留置胃管

向患者强调胃管的重要性，防止管道滑脱，采用高举平台法进行鼻贴固定，做到“一拉一理三查看”，一拉即轻拉胃管，鼻贴是否松动，固定不牢；一理即理顺胃管，尤其是变换体位时，注意固定的位置是否合适；三查看即查看固定效果，查看外露长度，查看管道标识。勤巡视，倾听患者主诉，有无频繁咳嗽、打嗝、打喷嚏、腹内压增高等现象。

（十）术前情绪与睡眠

术前一日行术前指导时观察患者情绪变化，耐心解释患者疑问，主动帮助患者解决实际困难，如有入睡困难，遵医嘱给予地西泮口服。

第三节　术后护理

一、病情观察

掌握患者麻醉、手术方式，了解术中情况。术后患者返回病房后，严密观察患者体温、脉搏、呼吸、血压等变化，4小时内，每15～30分钟测量1次；血压平稳后，改为每小时测量1次。血氧饱和度应保持在90%～100%，若患者血氧饱和度低于90%，可能是由于疼痛不敢呼吸或痰液堵塞，鼓励患者深呼吸、咳嗽，若血氧饱和度持续低于90%或在90%上下波动不稳定，应改用储氧面罩。观察切口渗血、渗液及胸腔引流情况，必要时使用胸带进行伤口保护。完成基础护理、引流管护理、伤口护理、输液护理、皮肤护理、专科护理等项目，有效观察并预防出血、肺部感染、水及电解质紊乱、腹胀、腹泻、胃肠道功能不全、营养不良等。

二、术后体位

术后患者返回病房清醒后，30分钟后给予抬高床头30°，有利于呼吸和引流，4小时后可协助患者坐起活动。

三、呼吸道管理

密切观察患者血氧变化，保持呼吸道通畅。指导患者正确深呼吸、有效咳嗽，避免过于剧烈的咳嗽撕裂吻合口。同时，有效咳嗽有利于患者排痰，避免发生呼吸道感染。根据患者吸氧流量，应为患者制订呼吸锻炼计划，鼓励患者深呼吸训练、腹式缩唇呼吸训练，清醒后每小时至少5次。术后给予氧气雾化吸入治疗，指导有效咳痰，协助患者在病情允许的情况下尽早改变体位，可通过胸背叩击等方法，帮助患者及时清除呼吸道分泌物。

四、疼痛管理

以预防性镇痛为原则，可联合使用多模式镇痛和个性化镇痛。

临床以非甾体抗炎药（nonsteroidal anti-inflammatory drug，NSAID）或选择性环氧合酶-2（cyclo-oxygenase-2，COX-2）抑制剂作为基础用药方案，同时根据患者具体情况还可口服、注射、外用相关药物。

1. 尊重患者主诉，采用VAS、面部表情评分法，评估患者疼痛程度、疼痛部位等。

2. 积极处理引起疼痛的因素，如引流管牵拉、体位受限等。

3. 除药物治疗外，可以采用非药物镇痛措施，如转移注意力、咳嗽时按压伤口、播放轻音乐、经皮电刺激、心理疗法等。

4. 术后镇痛应尽量避免采用强阿片类药物，护士应协助医生对患者进行定时疼痛评估。当VAS超过4分时应加用不同作用机制的药物进行多模式镇痛，当疼痛评分超过6分时需联合阿片类药物行个性化镇痛。护理人员应及时准确观察用药效果。

五、营养支持管理

（一）早期给予肠内营养

食管癌术后禁食，推荐早期给予肠内营养，促进胃肠功能早恢复，减少菌群失调及电解质紊乱。温水冲管，匀速缓慢。患者行肠内营养时遵循“六度”原则，即角度为卧床患者床头抬高30°～45°；速度以20～50ml/h开始，6～8小时根据患者耐受性调整1次；温度为营养液常温；浓度为从低浓度开始，逐渐增加浓度；清洁度要求现配现用；适应度通过密切观察患者耐受性确定，注意观察腹痛腹胀、恶心呕吐、腹泻三个方面的不良反应。

（二）管路护理

置管后首次喂养前必须行X线检查以确保鼻肠管的位置，并用不可擦拭笔标记好鼻肠管外露长度，以后每次喂养前均要查看长度有无改变，有明显改变时要行X线检查，及时处理。

（三）营养过渡

患者术后第1～2日常规给予5%葡萄糖氯化钠注射液500ml，由空肠营养管滴入，逐渐过渡到肠内营养乳剂，以便肠道更好耐受。

（四）不适症状

如果患者在使用肠内营养期间出现腹泻、腹痛等症状，需重视患者主诉，腹痛时，应及时鉴别诊断原因，对症处理。首先停用肠内营养，进行观察，如症状好转，可更换肠内营养剂型；如持续腹泻或大便带血，暂停肠内营养，改肠外营养。嘱患者多卧床休息，要减少体力消耗和胃肠蠕动，同时注意腹部的保暖，避免因受凉加重腹泻。

（五）堵管的处理

每日输注完毕后冲洗导管；给药时要研磨完全，给药后立即用温水40～60ml冲洗；堵管时可用三腔营养管自带的导丝或碳酸氢钠溶液冲洗导管或5ml空针加压冲洗。

六、引流管护理

（一）胃管

胃管的作用是进行胃肠减压，需妥善固定，每日更换鼻贴。注意胃管的固定位置，必须避免管道主体弯折、挤压、脱落或牵扯等情况的发生。如抽取过程中出现大量血性液体，且患者伴有面色苍白、四肢躁动、血压快速下降等情况，则说明发生内出血的概率极高，需立即通知主治医生进行诊断，并给予相应治疗。在冲洗胃管时，如出现注射不畅的情况，则说明胃管发生阻塞，可使用温生理盐水在低压的情况下进行反复冲洗，直至注射和回抽操作无任何阻力为止，以避免管道阻塞造成的胃内压力过大等问题。

（二）空肠营养管

护理时需定时记录营养管置入的长度，在交接班时要注意对管道固定位置、长度等基本信息进行核对，待确认无误后方可交班。如发生营养管脱出的情况，需及时通知主治医生进行处理。每次输注营养液前，需使用温生理盐水或温水对营养管进行冲洗，保证管道通畅。输注完毕，再次使用温生理盐水或温水脉冲式冲洗管道，输注过程中建议至少每4小时冲洗管道1次。

（三）胸腔引流管

胸腔闭式引流管主要用以排出胸腔积气、积液，预防胸腔积液、肺部感染等并发症，在手术后须按照标准固定引流管，且要与其他管路区分固定。在日常更换体位时须注意管路的摆放，防止脱落问题，且引流袋或引流瓶应始终处在低于引流穿刺点的位置，如后期患者可下床进行活动，则引流袋的固定位置须低于髋关节，可用别针固定于上衣衣角。在更换引流瓶或引流袋时，应使用两个血管钳夹闭引流管，中间需间隔一定距离，确保不会出现反流或空气流入的情况，预防气胸等并发症。日常护理过程中须定时对引流管进行挤压，以避免早期被胸腔内血液等物质阻塞，并记录每天引流液的量和性状。如引流液量超过200ml/h，连续2～3小时，且颜色偏红，则说明胸腔出血的可能性较高，应立即通知主治医生，严格遵照医嘱使用止血药。若使用胸腔水封瓶连接负压吸引管，向患者及家属讲解下床活动时水封瓶及负压连接管道的正确安置，防止水封瓶倾倒，从而影响引流量的记录。患者进食后准确记录胸腔积液颜色、性状及量，如乳白色、黄色、粉红色或血性浑浊积液持续外渗，且无减少趋势，警惕乳糜胸可能。

（四）纵隔引流管

整体护理原则同胸腔引流管，由于纵隔引流管更加贴近吻合口和食管床，对于术后出血、吻合口瘘的观察更加敏感，因此对于纵隔引流管，更要保持其通畅，重视其引流液的颜色、性状及量。

（五）导尿管

患者生命体征平稳的情况下，导尿管于术后1～2天内拔除。将导尿管固定于患者引流管的对侧，预防管路混淆，且须定时检查管路是否发生挤压、扭曲或阻塞的情况，并记录尿液的性状和量。同时对尿道口、阴道周围皮肤进行擦拭，每天至少1次。待患者完全清醒后可关闭、保留导尿管夹，患者自身有尿意时开放，可帮助其锻炼排尿反射。腹腔镜手术时，增加腹腔内压力可以引起肾功能的改变，术中及术后短期内尿量减少。

（六）腹腔引流管

实时查看手术创面是否存在出血、渗血情况，观察腹腔引流管内引流液的颜色、流量，同时固定好腹腔引流管，预防因患者翻身、下床活动等引起管路滑脱问题。

七、睡眠管理

术后发生失眠的常见原因如下。

1. 机体因素　术后伤口疼痛或体位不舒适、麻醉后不良反应等。

2. 环境因素　如室内的温湿度、噪声、光线等影响。

3. 心理因素　如担心预后、病理结果、手术效果等，要充分评估，并积极采取措施，如改善病房的灯光亮度、使用屏风或隔帘等保证床边环境的安静；适当调节医疗仪器声音，护理操作动作轻柔、减少不必要的语言交流等。

八、术后活动

1．推荐术后早期开始活动。全麻清醒后鼓励床上活动，包括桥式运动、踝泵运动、伸腿抬高锻炼、肢体关节的屈伸活动等。

2．术后24～48小时下床活动，自床边坐立、原地踏步逐渐过渡到室内行走。为预防直立不耐受症状，可采用改良的三步下床法：第一步先摇高床头至

30° ～ 60°，每次保持3分钟以上；第二步协助患者坐于床沿，双腿悬于床边，前后踢腿3分钟以上；第三步下床原地站立3分钟以上再开始活动。

3. 根据患者耐受性制定每日活动目标，循序渐进增加活动量，必要时提供相应的辅助工具。

4. 活动期间注意患者安全管理，随时评估患者有无心悸、腿软等不适，如有不适及时停止并调整活动目标。

5. 活动期间注意患者管道管理，妥善固定好空肠营养管、胸腔引流管等，防止管道扭曲打折及滑脱。

6. 指导患者出院后，可进行一系列有氧运动。有氧运动是以有氧代谢提供运动中所需能量的运动方式，常见的有快走、慢跑、骑自行车、有氧健身操等。抗阻运动指肌肉在克服外来阻力时进行的主动运动，如举哑铃、深蹲起、过头推举等。与单一的有氧运动或抗阻运动相比，有氧联合抗阻运动对癌症恢复者具有更好的效果。

九、口腔护理

患者术后须严格依照护理常规进行口腔护理，预防感染（3次/日）；指导患者按时正确刷牙。

十、预防术后恶心、呕吐

术后恶心、呕吐的相关因素包括：女性、无吸烟史、晕动症病史、高度紧张焦虑、使用阿片类药物、手术时间长等，因此要注意患者的主诉，观察药物的相关不良反应，缓解紧张、焦虑情绪，酌情给予关闭镇痛泵，必要时使用甲氧氯普胺等药物治疗，也可采取联合中医治疗的方法，如循经取穴贴敷疗法、低频脉冲治疗、耳穴埋豆等，作为多模式预防术后恶心、呕吐的组成部分。

十一、预防血栓

应尽早指导患者在麻醉清醒、肢体恢复感觉后进行主动踝泵运动，也可配合使用机械性预防措施，如间歇充气压力泵、足底压力泵、弹力袜等。此外，在充分评估出血风险的基础上，配合医生准确完成术后抗血栓药物治疗指导，如低分子肝素皮下注射、口服抗凝药物等，鼓励患者尽早下床活动。

第四节　并发症护理

一、吻合口瘘

吻合口瘘（anastomotic leakage）是食管癌术后严重的并发症之一，发生率3%～10%。颈部食管胃吻合术后吻合口瘘发生率较胸内吻合明显增高，是当前普遍出现的吻合口瘘类型。

（一）定义

涉及食管、吻合口和局部管胃的全层消化道破损。

（二）诊断依据

1. 颈部吻合口瘘　颈部压痛、皮肤红肿、皮下气肿，有腐臭脓液流出，拆开缝线可发现食物残渣、脓液等，部分可伴有发热症状等。

2. 胸内吻合口瘘　持续高热、咳出大量浓痰、胸痛剧烈、呼吸困难，术侧液气胸，部分可出现中毒性休克。

3. 诊断标准　符合以下任何一条和/或吻合口瘘的临床表现即可确诊：①将颈部切口拆开可见瘘口。②胸部X线片或胸部CT检查可见术侧包裹性积液或液气胸。③食管造影检查见对比剂外溢。④内镜下发现瘘。⑤口服亚甲蓝发现引流管有蓝色液体外流。⑥胸腔引流管引流出食物残渣或恶臭性液体可作为间接诊断证据。

（三）治疗

治疗原则包括控制感染、胸腔冲洗或颈部瘘口充分引流、营养支持、调节机体免疫和对症治疗。

（四）护理

1. 瘘口护理　术后密切观察患者病情变化，若患者出现体温持续升高，且患者伴有胸闷、脉搏增快等情况，说明吻合口瘘发生。首先对患者进行引流，同时禁止饮食，给予营养支持，并保证瘘口清洁干燥，每日勤换患者被褥、床单与衣物等，避免发生瘘口感染，必要时给予生理盐水冲洗，根据患者创口分泌物，调整换药间隔时间。

2. 发热护理　术后密切观察患者体温变化，若出现体温异常升高，须及时对其进行降温处理，可采用物理降温或药物降温。物理降温使用乙醇擦浴，不仅可快速实现散热，而且可促进患者机体皮肤血管扩张。进行药物降温时，应当根据患者病情变化调整。

3. 引流护理　保持胸腔引流管妥善固定、在位通畅，每日记录引流液的颜色、性状及量，嘱患者轻咳，观察引流管水柱波动及是否有气泡溢出。如患者持续负压吸引，指导患者下地活动时如何安置吸引管。如患者需要胸腔冲洗，观察并记录是否出入平衡。如出量过少，警惕管道堵塞，及时告知主治医生，协助处理。

4. 抗感染护理　吻合口瘘可能引起败血症、胸腔感染等，术后给予患者抗生素药物治疗，并密切观察切口性状、颜色、是否溢脓，定时更换敷料，严格执行无菌操作。有学者认为吻合口瘘发生后，患者胃内容物对周围组织的腐蚀及持续的外渗污染，极易诱发术后感染，一旦发生感染则可能加重吻合口瘘，形成恶性循环。注意观察用药反应，严格进行皮试。

5. 心理干预　多与患者交流沟通，了解患者心理状态，给予疏导、支持及安慰等；交流时注意语言亲切柔和、态度热情诚恳，以取得患者认可。

6. 康复指导　鼓励患肢功能锻炼、踝泵运动、深呼吸运动等。饮食方面，注意营养搭配，饮食由流质至半流质、再到正常食物的缓慢过渡，进食应当谨慎；后期仍坚持进食柔软食物，避免造成吻合口狭窄等情况。

二、气管食管瘘

（一）定义

气管食管瘘（tracheoesophageal fistula，TEF）是食管切除术后一种少见病，是由多种原因引起气管与食管之间形成的病理性交通。早期症状不明显，具有一定的隐匿性。尽管食管切除术后TEF发生率不高，但致死率极高。

（二）诊断依据

早期可能仅表现为频繁咳嗽，随着病情发展，咳嗽逐渐加重，表现为突发性剧烈咳嗽，咳出消化液样痰，并有特征性地吞咽后咳嗽。此外，可出现顽固性的肺部感染、全身慢性中毒症状，以及营养不良引起体重减轻等，严重者甚至出现急性呼吸衰竭、急性呼吸窘迫综合征等。常规的辅助检查手段包括上消化道造影及内镜检查。上消化道造影一般采用泛影葡胺造影，可出现吞咽泛影葡胺后呛咳，造影可见食管与气管相交通。内镜检查包括食管镜及纤维支气管镜检查，内镜下可以显示瘘口所在位置及大小，直观观察到食管或气管壁缺损所形成瘘道。纤维支气管镜检查往往被认为是更佳的选择。此外，CT也可以帮助诊断TEF，可直观显示气道与食管相通的层面，且CT可能有更高的诊断率。

（三）治疗

目前TEF患者的治疗主要包括内镜介入治疗和手术治疗。

1. 内镜介入治疗包括支架置入、生物胶、黏堵剂、内镜夹（OTSCs等）、剥离缝合、房间隔缺损封堵器等，其中以支架置入技术较为成熟。

2. 手术治疗的成功率超过90%，甚至更高。因此，微创食管癌切除术后TEF一线治疗仍旧是手术治疗。根据TEF位置、大小及伴随症状的不同，手术也可以因人而异采取多种方式，但基本的手术方式是采用三层闭合法，即将瘘管和病变组织切除后，对食管、气管分别进行双层缝合，然后用软组织或其他材料填充气管、食管后间隙。

（四）护理

1. 密切观察病情变化　如患者出现随体位变化的刺激性咳嗽，并咳出多量泡沫样稀痰，同时胸腔引流管内大量气泡逸出，应警惕TEF的发生，立即报告主治医生处理。

2. 加强针对性护理

（1）呼吸系统：及时纠正低氧血症，早期定时叩背，协助患者排痰。如痰液黏稠不易咳出，鼓励患者多饮水，加强雾化吸入。根据血氧饱和度、血气分析调整吸氧的浓度和时间，必要时使用纤维支气管镜吸痰或在患者镇静状态下使用呼吸机辅助呼吸减少氧耗。应给予患者系统的呼吸训练指导以改善其肺功能。文献报道呼吸训练方法可纠正和改善TEF患者的呼吸困难症状及肺功能指标。缩唇呼吸法可延缓呼气流速，增加气道内压以抵抗气道外的动力压迫，防止外周小气道陷闭，便于肺泡内气体排空，从而增大潮气量，降低呼气频率。而深呼吸法则可增加肺活量、肺泡通气量，改善吸入气体分布不均状态和低氧现象，提高气体交换效能。

（2）引流管：保持胸腔引流管通畅，防止脱落及阻塞。注意观察引流液的量及性质。取半卧位以利胸腔积液排出。

（3）抗感染和支持治疗：给予适量有效的抗生素，控制感染，纠正中毒症状。辅以大量维生素，多次少量输入人血白蛋白，纠正低蛋白血症，促进瘘口的愈合。

（4）心理护理：由于患者病情重，病程长，易给患者带来极大的痛苦，术后并发症的发生更增加了患者的心理负担。患者表现情绪低落、悲观失望。对身体的康复失去信心。因此，加强对患者的心理护理，支持、激发其战胜疾病的信心十分重要。针对患者的心理特点，向患者及家属介绍疾病发展过程、治疗计划，国内外治疗进展等，以增强患者的治疗信心，同时注意多与患者交谈，及时解答患者心中的疑虑，给患者安慰和鼓励并指导患者家属配合医务人员从语言和行动上关心和理解患者，稳定其情绪，并积极配合治疗。

三、声带麻痹

（一）定义

声带麻痹（vocal cord paralysis）分为单侧声带麻痹和双侧声带麻痹，其主要表现是声嘶、咳嗽、误吸及呼吸困难等。声带麻痹或称喉麻痹，是一种临床表现，而不是一个独立的疾病。当喉的运动神经（喉返神经）受到损害时，即可出现声带外展、内收或肌张力松弛三种类型的麻痹。根治性的二野淋巴结清扫已经成为中国食管癌外科治疗的标准路径，由于喉返神经旁是清扫重点，因此相关损伤在所难免，声带麻痹的发生率在10%～20%。颈段食管癌手术切除中并发喉返神经损伤的概率显著高于胸段，另外胸部上段的受伤概率又远远大于中下段。

（二）诊断依据

单侧喉返神经麻痹最常见的表现是发音的音调、力度及音质发生变化。但临床症状多样，声音可以由接近正常到嘶哑、呼吸困难、气哽和误吸。但气管插管引起的杓状软骨脱位也可以有类似的临床表现，故应尽早行声带检测加以区分。

（三）治疗

1．全麻术后声带麻痹主要原因为喉返神经损伤，如损伤程度较轻，无须特殊治疗，可于拔管后6～8周自愈。为促进愈合，可给予营养神经药物，促进喉返神经修复。同时可给予对症治疗，如雾化促进水肿消散、抗炎预防炎症刺激等。

2．患者因声带麻痹而出现术后声音嘶哑、饮水呛咳，通常影响术后咳嗽、咳痰，进而加重肺部并发症的发生。对误吸明显的患者，应当立即停止经口进食，改为鼻肠管或空肠造口进行营养支持。通常进食2周后，开始慢慢经口半流带管进食，半流2周后，可脱管完全经口进食。但对于双侧外展位固定的患者，可能很久都无法经口进食，可能需要气管切开甚至喉切除治疗。

3. 对术后出现喘鸣的患者，应当立即给予气管切开，待4周后缓慢脱管。术后早期排痰困难的，应积极给予气管镜吸痰。对于单侧声带麻痹的患者，应积极进行声带注射治疗。

（四）护理

1. 患者术后返回病房，护士与手术室医护人员全面交接患者情况，并与患者简单交流，判断患者全麻后清醒情况及声音是否有嘶哑，准确书写护理记录。如发现患者声音有异常，及时告知医生。

2. *心理护理* 护士在术前向患者说明术后可能出现声音嘶哑的原因，交代此为术后常见现象，不要恐慌，术后声音嘶哑的改善需要一定时间，只要配合医生积极治疗，加强声带功能的锻炼，大部分患者的声嘶症状会慢慢改善甚至消失。

3. *饮食护理* 术后允许进食时，缓慢吞咽，防止误咽。对于术后鼻饲，饮食从少量开始，待患者适应后逐渐增加。饮食温度应在38°C左右，温度过高易烫伤黏膜，过低会使胃部不适。

4. *对症处理* 发热者，可物理降温或者口服退热药物；呼吸困难者可行气管切开术通畅呼吸道。

5. *术后嗓音训练*

（1）腹式呼吸训练：指导患者正确使用腹式呼吸，缓慢吸气后，脐部及脐下方位置用力向外凸出，随后保持该状态，发“si”声呼气，注意过程需缓慢、清晰，直至脐部及脐下方逐渐凹陷，重复练习，3次/日，10分钟/次。

（2）喉部按摩：以患者喉结为中心，用拇指、示指及中指指腹按揉甲状软骨两侧，并向左右两侧轻轻推动，反复10次。

（3）共鸣训练：指导患者发“mi”“ma”的音，引导其感受鼻两侧及口腔前方的振动感，反复10次。

（4）声带功能运动：指导患者发元音“a”，音调由低至高，再由高到低滑落，反复10次。

四、肺部感染

食管癌手术因其创伤大、时间长，肺部感染的发病率也较高，为15%～20%。通常在术后24～72小时发生。

（一）定义

影像学证实有肺部浸润影，伴或不伴感染相关临床表现，包括发热、脓痰、白细胞计数增多、痰培养阳性和氧分压下降。

（二）诊断依据

根据《医院感染诊断标准（试行）》中肺部感染诊断标准，符合以下其中一条即可诊断。①患者出现咳嗽、咳痰，痰液黏稠，肺部出现湿啰音，并有下列情况之一：伴有发热，体温＞38℃，白细胞和/或嗜中性粒细胞计数增加，X线显示肺部有炎性浸润性病变。②有慢性气道疾病患者在稳定期出现感染，伴有病原学改变或X线显示肺部有明显改变或新病变。

（三）治疗

加强抗感染治疗，重视咳嗽排痰，使用雾化吸入支气管解痉药和化痰药。必要时给予鼻导管吸痰、纤维支气管镜吸痰，以及时清除呼吸道分泌物。

（四）护理

1. 术前预防　由于食管癌患者存在多种危险因素，因此积极的术前预防尤为重要。

（1）戒烟：对于有长期吸烟史的患者应嘱其术前至少戒烟4周，从而减少痰液产生。

（2）控制自身基础疾病：在术前对于合并有基础疾病的患者积极控制，若基础疾病较为严重，可等病情好转后再行手术治疗。

（3）呼吸道管理：术前指导患者进行有效的咳痰训练，排痰前嘱患者深吸气，屏气后用力咳嗽，使痰液排出，对于痰液黏稠、无力排出的患者可采取雾化吸入、振动排痰等方式辅助，从而达到降低术后肺部感染的发生，提高患者主观能动性的作用。

（4）术前营养评估：研究表明，术前存在营养不良，若不予以纠正，即使术后及时进行营养支持，也不能避免术后感染的发生，因此术前应筛查出存在营养不良的人群，对其进行营养支持，待状况改善，方可进行手术，从而降低术后并发症的发生。

（5）口腔护理：研究显示术前口腔护理可以减少术后并发症的发生率，因此术前应关注患者的口腔健康。

2. 对于高热患者的护理　做好物理降温及药物降温，注意保暖，及时更换床单位和衣物，以促进患者舒适，预防压力性损伤发生，并评估出汗量。

3. 呼吸困难及咳嗽的护理 监测血氧饱和度，未合并慢性阻塞性肺疾病（chronic obstructive pulmonary disease，COPD）的患者予以高流量吸氧，必要时给予储氧面罩吸氧或使用高流量氧疗机。

4. 给予氧气雾化吸入治疗3次/日，指导患者呼吸功能锻炼，包括缩唇呼吸、吹气球、深呼吸运动、腹式呼吸法、有效咳痰法，协助叩背咳痰。

5. 将患者安排在人少的病房，病房定时通风换气，保持适宜温度；进食高热量、高维生素、高蛋白、易消化饮食，供给足够营养。

6. 对于术前联合化疗及免疫治疗的患者，术后出现免疫相关性肺炎，为防止肺部感染加重，危及生命安全，强调抗生素及激素的尽早、足量、全程使用。

五、急性呼吸窘迫综合征

（一）定义

急性呼吸窘迫综合征（acute respiratory distress syndrome，ARDS）是在短时间内发生的急性、弥漫性的炎症性肺损伤，临床表现为呼吸窘迫、顽固性低氧血症和呼吸衰竭，严重感染、创伤、休克等均可导致该病的发生，是严重威胁人类生命安全的急性重症呼吸系统疾病，预后不良，已知报告的死亡率为30%～60%。

（二）诊断依据

1. 在已知临床诱因后，新发或原有呼吸系统症状在一周内出现加重。

2. 胸部X线或CT扫描示双肺浸润影，并且不能用胸腔积液、肺叶/肺不张或肺结节来解释。

3. 呼吸衰竭不能用心力衰竭或容量过负荷来完全解释。

4. 如无相关危险因素时，需要客观评估（如超声心动图）排除静水压增高型肺水肿。

5. 分型

（1）轻度：呼气终末正压（PEEP）或持续气道正压（CAPA）≥5cmH_2O时，200mmHg＜氧合指数（PaO_2/FiO_2，P/F）≤300mmHg。

（2）中度：PEEP≥5cmH_2O时，100mmHg＜P/F≤200mmHg。

（3）重度：PEEP≥5cmH_2O时，P/F≤100mmHg。

（三）治疗

1. 鉴别并处理潜在病因　考虑抗感染治疗；考虑外科引流胸腔积液，重症监护，发生导管相关血液感染时撤除侵入性管路。

2. 提供支持治疗　充分营养支持，预防应激性溃疡，预防深静脉血栓形成。

3. 血流动力学管理　容量管理策略有助于改善肺功能，减少机械通气时间和重症监护时间。

4. 应用肺保护性通气策略维持氧合　高潮气量和高压性通气会引起肺泡-毛细血管屏障的破坏，导致肺容积伤和肺气压伤。

5. 可根据ARDS协作治疗组的建议，联合应用吸氧浓度（FiO_2）和PEEP这两个参数维持ARDS患者的动脉氧合，维持PaO_2＞8kPa或血氧饱和度（SpO_2）88%～95%。

（四）护理

护理重点为肺康复（pulmonary rehabilitation）训练。

1. 肺康复定义　指全面评估患者病情后制定的患者个性化的综合干预疗法，包括但又不限于对患者开展运动训练、健康教育和改变不良行为习惯。

开始进行肺康复训练的ARDS患者需同时满足所有条件（表4-1），并根据评估结果选择适宜的肺康复训练方式。在肺康复训练的过程中，若患者生命体征恶化，并有可能进一步危及患者生命时，应立即停止肺康复训练。立即终止肺康复训练的标准见表4-2。

表4-1　评估ARDS患者可进行肺康复训练的标准

评估系统	评估指标
呼吸系统	吸入气的氧浓度分数（FiO_2）≤0.6
	呼吸频率：≤35次/分
	PEEP≤10mmHg
	SpO_2≥88%
	不存在呼吸机治疗中人机对抗
心血管系统	90mmHg≤收缩压≤180mmHg
	65mmHg≤平均动脉压（MAP）≤110mmHg
	40次/分≤心率≤120次/分
	无新发的心肌缺血和心律失常

续　表

评估系统	评估指标
心血管系统	无休克征象合并血乳酸≥4mmol/L
	无新发生的肺动脉栓塞和不稳定性深静脉血栓形成
	无疑似主动脉狭窄症
神经系统	颅内压＜20cmH_2O
	Richmond躁动-镇静评分（Richmond agitation-sedation scale，RASS）介于-2～+1分之间
其他	体温≤39.1℃
	无活动性出血
	无严重的肝肾基础病或肝肾功能损害进行性加重
	无不稳定性脊柱和四肢骨折
	处于围手术期但生命体征平稳

表4-2　ARDS患者进行肺康复训练的终止标准

评估系统	评估指标
呼吸系统	FiO_2＞0.6
	呼吸频率＜5次/分或＞40次/分
	PEEP＞10mmHg
	SpO_2＜88%或由基线值下降4%
	出现呼吸机人机对抗
心血管系统	收缩压＜90mmHg或＞180mmHg，舒张压＞110mmHg或有直立性低血压
	MAP＜65mmHg或＞110mmHg，或由基线值变化20%以上
	心率＜40次/分或＞130次/分，或在静息心率基础上下降20%
	新发生心肌缺血和心律失常
	应用新的抗心律失常药物期间
	急性心肌梗死或急性心衰
神经系统	RASS≤-2分或＞1分
	烦躁不安或躁动须加强镇静
	意识状态恶化
其他	患者发生管路（如尿管、胃管、深静脉导管等）脱出
	患者出现疲乏、心悸或呼吸困难等不能耐受的表现
	患者或家属拒绝治疗

2. 采取分阶段实施肺康复

（1）第1阶段（适用于P/F＜100mmHg、循环不稳定的患者）

1）呼吸机：PEEP模式，低潮气量（4～6ml/kg）、高PEEP通气，PEEP15～25cmH_2O，延长呼吸机通气时间。

2）气道管理：促排痰。包括湿化排痰、胸部叩击排痰、雾化吸入与振动排痰、体位引流、膨肺吸痰；规范有效地吸痰，必要时以纤维支气管镜完成吸痰；使用带声门下吸引的人工气道，进行声门下吸引。

3）半坐卧位通气：保持床头抬高30°～45°，每2小时翻身1次。

4）合理肺复张：无禁忌证患者每日进行肺复张，采取持续气道正压法，压力支持设置为30～40cmH_2O，维持20～40秒，每8小时1次。

（2）第2阶段（适用于P/F 100～200mmHg、循环相对稳定的患者）

1）在第1阶段基础上，适当增加潮气量、降低PEEP，以潮气量6～8ml/kg、PEEP10～15cmH_2O为宜。

2）促进排痰、吸痰等气道管理。

3）高坐位、高侧位（60°～90°），每次30分钟至1小时，每日6次。

4）肺复张每日6～8次，复张时间每次3～5分钟。

5）适当的床上和床边的活动锻炼。

（3）第3阶段（适用于P/F＞200mmHg、循环持续稳定的患者）

1）呼吸机模式选择压力支持通气（PSV）模式，行间断脱机。

2）促进排痰、吸痰等气道管理。

3）可带呼吸机下床训练。

4）脱离呼吸机后可做吹气球、深呼吸等训练。

3. 肺康复训练技术策略

（1）呼吸肌训练：是肺康复训练的核心，包括以下两种训练方式。①腹式呼吸训练，吸气时最大限度向外扩张腹部，呼气时最大限度向内收缩腹部，2次/日，10分钟/次。②控制性深呼吸，深吸气3～5秒，屏气3秒，后缓慢呼气3～5秒，2次/日，10分钟/次。

（2）运动训练是肺康复训练的关键环节，包括主动抬头、由平卧位到坐位、床上活动、端坐床边、床旁站立和床旁行走、肌力/阻力训练、负重和关节活动度训练等。

（3）咳嗽训练：先行5～6次深呼吸，深吸一口气，屏气2秒，随后连续咳嗽2～3次。

（4）气道廓清技术：主要方法包括拍背和振动排痰法等，每日可实施3～4次，并根据患者气道分泌物的量与黏稠度调整频次和强度，对痰液黏稠患者适当加强环境和气道湿化管理，实施过程中密切观察患者有无皮下出血、疼痛、血流动力学不稳定等情况。

（5）主动呼吸循环技术：包括腹式呼吸、胸廓扩张呼吸和用力呼气技术。每组训练由3～4次腹式呼吸＋1次胸廓扩张运动＋3～4次腹式呼吸＋3～4次胸廓扩张运动＋2～3次用力呼气技术组成，2次/日，3组/次。

（6）核心肌群训练。

（7）体位变换与管理：清醒俯卧位，推荐每日总时长至少8小时。

（8）疼痛管理。

六、乳糜胸

胸导管是人全身最长的淋巴导管，在维持人体正常物质代谢和免疫功能方面发挥着重要作用。食管切除术中损伤胸导管致淋巴乳糜液外漏并积存于胸膜腔，引起乳糜胸，是食管癌术后一个罕见的并发症。

（一）定义

乳糜胸是大量淋巴液由胸导管或其主要分支的瘘口进入并储留在胸腔而形成的。乳糜胸一般出现在术后第4～5天，偶尔也可在术后24小时之内或术后第7～14天表现出来。

（二）诊断依据

临床表现为胸闷、气短等，术后胸腔引流量多，超过600ml/24h（轻型＜1000ml/d、重型＞1000ml/d），应高度怀疑乳糜胸可能。若引流或胸穿抽出乳白色浑浊胸腔积液，证实是乳糜，可取胸腔积液行乳糜试验检测。经典的乳糜性胸腔积液可表现为分层的“牛奶样”结构，但这需与脓胸或高胆固醇胸腔积液（不含甘油三酯或乳糜微粒的假性乳糜胸）相鉴别，因此，乳糜胸的诊断必须依赖于胸腔积液生化检测，核心依据是基于苏丹Ⅲ染色后乳糜微粒的发现。

实验室检查中胸腔积液胆固醇/甘油三酯＜1，甘油三酯含量＞110mg/dl（1.2mmol/L），显微镜下见到脂肪颗粒（即乳糜试验），可诊断为乳糜胸。乳糜试验诊断敏感度可高达100.0%，但特异度仅为4.0%，因此乳糜试验阳性不能作为术后乳糜胸的直接诊断依据。淋巴管造影术是诊断乳糜胸的金标准，因技术复杂、有创，目前开展有限。胸导管MRI作为一种间接淋巴管造影技术，具有无创、无需外源对比剂、可重复的优点，敏感度和特异度分别高达100.0%和97.1%，对于诊断乳糜胸具有重要价值。因此，乳糜胸的诊断须综合判断。

（三）治疗

治疗原则：引流胸腔内积液，减少淋巴回流量，维持水分和营养。

1. 保守治疗　如胸腔引流、控制输入液体量、低脂饮食、禁食和全肠外营养（TPN）、生长抑素类似物。

（1）密切观察乳糜排出量，如引流量每日在500ml以下且逐渐减少，可延长观察时间，有治愈可能。如每日引流量＞500ml持续5～7天、＞1000ml持续2～3天或＞1500ml/d，或持续有引流超过2周，或出现代谢、营养、免疫紊乱，才建议手术治疗。

（2）术中液体量高于6.55ml/（kg·h）与术后较高的乳糜胸发生率相关，因此术中应将液体量控制在6.55ml/（kg·h）以下以减少乳糜胸的发生。

（3）饮食上予以高蛋白、低脂、中链甘油三酯饮食，或禁食予以TPN。

（4）生长抑素治疗：奥曲肽是一种生长抑素类似物，作用于生长抑素受体，通过减少胃、胆和胰腺分泌来减少胸导管淋巴液的流量，并抑制肠吸收，进而促进瘘口自行愈合的可能，给药2～3天即可对轻度至中度乳糜胸有效。它是手术或非手术治疗的有效辅助手段。胸腔注入粘连剂，如四环素、米诺环素、博来霉素、OK-432、高糖或滑石粉等，促使胸膜粘连，消灭胸膜残腔，以减少乳糜液的渗出。

2. 介入治疗　经皮胸导管栓塞术（thoracic duct embolization，TDE）成为近年来发展迅速的一种治疗方法。该方法首先行腹股沟淋巴结穿刺碘油造影明确乳糜池和胸导管的位置，再使用21～23G千叶针穿刺乳糜池进入胸导管，观察瘘口位置，弹簧圈联合组织胶栓塞。利用介入下TDE可显示出瘘口位置和胸导管的解剖变异情况，即使栓塞失败，也可为接下来的外科治疗提供指导。相比于手术治疗，TDE具有创伤小、并发症少、更有针对性、患者接受度高的优点。

食管术后乳糜胸的TDE成功率约为55.6%，这主要因为食管手术中淋巴结清扫彻底，可能会破坏胸导管或乳糜池的结构。该方法技术要求高，尤其是在胸导管存在变异的情况下难度更大，目前尚未全面推广。TDE相关的并发症发生率为1.9%，主要包括术中并发症和迟发并发症，如对比剂过敏、动脉栓塞、出血、肺部感染、慢性腹泻及四肢水肿等。该方法作为一种新兴治疗方式，尽管不能完全取代外科手术治疗，然其兼具诊断和治疗的优势，因而前景广阔。

3. 手术治疗　如非手术治疗无效，应尽早行手术治疗，术后乳糜胸通常采用胸导管结扎术治疗，可采用胸腔镜手术，术前2～3小时经空肠营养管或鼻肠管给予高脂肠内营养液以增强术中对瘘口的辨认，如无法发现破口，可根据胸导管解剖位置，在膈肌上方胸椎体前奇静脉与主动脉间隙行胸导管双重结扎。在结扎确切的情况下，应当及早给予肠内营养支持治疗，以达到快速康复的目的，因此术后第1天即开始给予肠内营养支持治疗。观察2～5天胸腔积液无乳糜且量少于100ml/d后可复查胸部X线片，确认肺复张良好且无包裹性胸腔积液后予以拔管。

（四）护理

1．症状和体征的轻重主要取决于胸腔积液的程度，当积液量大时可出现压迫肺和纵隔的相应表现。注重患者主诉，如患者出现胸闷、呼吸困难等不适，及时测量生命体征及血氧饱和度，查找原因。

2．如患者术后已到进食阶段发生乳糜胸，须限制饮食，可饮水，进食无脂、高蛋白、高糖的流质或半流质饮食，做好饮食指导。

3．如患者术后处于禁食水阶段发生乳糜胸，则停肠内营养，改TPN支持，严格按无菌原则配制及输注，可使用可调节输液器或输液泵匀速输注，营养液现配现用，24小时内有效。推荐使用中心静脉导管（central venous catheter，CVC）、经外周静脉置入中心静脉导管（peripherally inserted central catheter，PICC）或完全植入式静脉输液港（totally implantable venous access port，TIVAP）进行输注，做好管道管理。

4．持续的乳糜胸可导致水、电解质失衡，营养丢失和免疫力下降，因此纠正水、电解质、营养失衡同样关键，监测生化指标，必要时输注人血白蛋白。

5．用药指导。在对患者使用生长抑素治疗时应采用静脉给药方式并确保用药的连续性，护理人员还需对患者进行定期血糖监测，实时掌握血糖变化情况，其间若发生恶心、呕吐、头晕、疼痛等不良反应立即采取相应治疗措施。

6．外科治疗时，术前建议行胸导管造影（或口服橄榄油、牛奶）以明确瘘口位置，向患者做好解释工作，术后加强疼痛评估，因二次手术，造成疼痛加重，及时给药减轻疼痛症状。

7．心理疏导。护理人员在护理过程中可通过对患者语言、行为等方面的观察了解其心理状态，同时给予更多的鼓励与言语支持，帮助其消除心中疑虑，积极配合治疗。

七、误吸

（一）概述

吞咽是一种复杂的反射动作，由口腔、咽喉和食管部位的不同肌群，在神经支配下协调完成的生理过程。正常吞咽动作包括口腔到咽，咽到食管上端，沿食管下行至胃三个阶段。咽腔是呼吸和吞咽的公共通道，吞咽时通过会咽喉头、舌根、声带的共同作用，使得呼吸短暂中断，食团顺利进入食管，从而避免食物和液体渗入呼吸道引发呛咳。

手术治疗是食管癌最主要的治疗方式，颈胸腹三切口、食管胃部分切除、食管胃颈部吻合术是食管癌主要的手术方式，由于颈部吻合口位置较高，清扫喉返神经旁淋巴结导致喉返神经损伤、术中气管插管导致的会厌外翻、咽瘫、喉部不完全抬高等因素，食管癌术后患者易发生吞咽障碍、呛咳等。日本一项研究显示，食管癌根治术后呛咳的发生率为33%。食管癌术后患者进食呛咳给患者带来进食恐惧感，降低患者进食意愿和术后生活质量，甚至引发误吸及肺部感染，误吸严重者可导致感染、死亡。

（二）定义

1. 误吸（aspiration） 指在吞咽过程中有数量不等的液体或固体的食物、分泌物、血液等进入声门以下的呼吸道和肺组织的过程，分为显性误吸和隐性误吸。

2. 吸入性肺炎（aspiration pneumonitis） 指吸入酸性物质、食物、胃内容物或其他刺激性液体后，引起的化学性肺炎。严重者可发生呼吸衰竭或呼吸窘迫综合征。

（三）误吸发生的原因

1. 吞咽障碍 食管癌术后由于手术方式及吻合口位置高、气管插管、清扫颈部淋巴结、损伤喉返神经等，患者术后易发生吞咽障碍。

2. 咳嗽能力减弱 据报道，食管癌术后疼痛患者中约86%为中度或重度疼痛，影响手术患者术后康复锻炼，并导致严重并发症的发生。术后疼痛对肺的影响包括肺不张、无效咳嗽等。食管癌患者胸部手术切口较大，术后放置的胸引管刺激胸膜并压迫肋间神经，导致术后疼痛更加剧烈，进而导致患者咳嗽能力减弱。

半定量咳嗽强度评分（semiquantitative cough strength score，SCSS），咳嗽强度从弱到强采用0～5分评估。0～2分为弱，3～5分为强。参考SCSS评估食管癌患者术后的咳嗽强度，评估误吸的情况。

（四）临床表现

1. 误吸引起的急性吸入性肺炎 在误吸后24～48小时内，患者出现发热、白细胞增多、肺浸润等表现，尤其发生在有吞咽功能不全、胃食管反流等情况下。

2. 损伤程度评估　根据发生误吸后患者症状和体征进行判断。如为呕吐物误吸，呕吐物对肺组织的化学刺激，可导致化学性肺炎，合并细菌性肺炎，出现发热、黄痰。少量或微量误吸时，患者无刺激性呛咳、气短等症状，临床上隐匿性误吸发生率高于显性误吸，40% ～ 70%误吸因多发生于夜间睡眠时，又称为“夜间获得性肺炎”。

（五）护理

1. 术前护理

（1）呼吸肌锻炼：是锻炼以膈肌为主的具有吸气功能的肌肉，以增强运动耐力、促进运动能力恢复和改善心肺功能的方法。锻炼方法包含全身训练，如八段锦、五禽戏等；呼吸肌训练，如腹式深呼吸、缩唇呼吸、胸廓扩张运动等，必要时使用呼吸训练器进行锻炼，3 ～ 4次/日。

（2）吞咽方法练习：向患者说明食管癌术后可能出现吞咽困难，告知患者经锻炼可恢复。勾头缩喉吞咽法是通过“低头－缩喉－吞咽”的连续动作使得进食时头颈位置发生改变而影响吞咽模式，防止误吸的方法。练习方法：患者取坐位或站立位，上身保持直立，双肩放松自然下垂，口含5ml温开水做低头动作，患者自行将乒乓球抵在下颌处，并让下颌尽量向胸骨靠近，直至能将乒乓球夹住不掉，维持夹住状态5秒后，将口中温水缓慢咽下。

吞咽时做勾头缩喉吞咽动作有利于喉前庭的闭合和会咽的向下运动，增加了舌根和咽壁之间的宽度，使咽部肌肉收缩力增强，食管上括约肌处于放松状态，声门闭合加快。勾头缩喉吞咽法有利于在进食过程中起到保护作用，改善食物推进过程。

2. 术后护理

（1）体位：半卧位或坐位。

（2）饮食指导：进食速度以小口慢咽为主，确认前一口食物彻底咽下后，再进食下一口，食物选择清淡易消化的高维生素、高蛋白食物，从流质逐渐过渡到普通饮食，按50次咀嚼法咀嚼食物后，采取勾头缩喉吞咽法。责任护士观察记录患者进食情况。保持半坐位30 ～ 40分钟，病情允许者可下床活动15分钟。

（3）清洁口腔：每次饮食完成后清洁口腔，饭后及睡前用漱口液漱口。

（4）呼吸肌锻炼：继续行呼吸肌锻炼。

（5）心理疏导：进食呛咳会给患者带来进食恐惧感，降低患者进食的意愿。护理人员通过困扰量表评估患者担心的问题，给予针对性的护理，帮助缓解患者进食恐惧感。患者积极配合采用勾头缩喉吞咽法，顺利进食能增加进食的成就感，缓解患者的进食焦虑。

第五节　食管癌行全喉全食管切除术护理

目前美国国家综合癌症网络（National Comprehensive Cancer Network，NCCN）指南推荐颈段食管癌的初始治疗为根治性放化疗，然而循证学证据并不充分，部分患者局部控制率不佳。目前部分中心已经开展对颈段食管癌的根治性手术切除，当肿瘤侵犯咽、喉、气管，则需要在切除食管的同时联合喉全切除术。咽、喉的切除会导致患者丧失语言能力，并需永久性气管造口，严重影响患者的身体外观、生理功能、心理健康和日常社交活动，使患者产生焦虑、抑郁等情绪，由此引起患者术后生活质量降低。

食管癌全喉全食管切除患者除食管癌外科护理以外，还包括以下内容。

一、术前准备

（一）呼吸道准备

喉全切除术可以改变正常呼吸模式，术后气管分泌物增多，同时切口容易受致病菌感染，因此应加强呼吸道管理。严格戒烟，术前至少戒烟4周。指导患者行雾化吸入治疗，掌握正确咳痰方法，进行呼吸训练（呼吸功能锻炼方式包括缩唇呼吸、腹式呼吸、吹气球等）。建议借助呼吸训练器进行训练，推荐围手术期患者呼吸训练器干预频率＞4次/日，每次呼吸训练时间≥15分钟且持续干预1周及以上。

（二）口腔准备

由于颈段食管癌吻合口位于口底，患者口腔问题会增加术后感染的风险，所以应关注患者的口腔健康。手术前行洁牙治疗，若患者存在口腔问题应及时治疗。患者每日于清晨、睡前及三餐后刷牙，入院后用复方氯己定含漱液漱口，3次/日，每次10ml。

（三）营养准备

采用NRS 2002进行营养风险筛查，NRS评分≥3分须进一步进行营养评定，根据评定结果给予患者肠内营养混悬液口服或营养管泵入。

（四）用物准备

纤维支气管镜、气管镜抓钳、气管套件、气管套管刷、人工鼻、防尘罩、氧气雾化面罩（气切型）、手电筒、写字板。

二、术前心理干预、社会干预

（一）心理干预

1. 心理科医生对患者进行心理社会需求筛查，根据筛查结果进行非药物或药物干预，以减少其癌症相关痛苦。

2. 护理人员主动与患者交流，及时了解患者存在的心理困扰，鼓励患者使用问题提示列表，加强医护患沟通的有效性。

3. 介绍成功案例，帮助患者树立积极、正确的治疗心态，增强患者及家属战胜疾病的信心。

4. 全喉切除后可以通过安装人工喉、食管发音等恢复发音功能和语言交流能力，减少患者恐惧和焦虑。

（二）社会支持

1. 鼓励患者家庭成员积极参与照护，尽量有一位固定的家属陪伴照护。

2. 对主要照顾家属的能力进行初步评估。

3. 与主要照顾家属商量确定与患者沟通的方式，护理人员教会患者及家属用简单的手势交流或使用写字板表达自己的需要，使护患及家属交流能正确、有效地进行。

三、术后护理

（一）体位

术后麻醉完全清醒，给予床头抬高30°～45°，同时使头颈部轻度前倾，以减轻颈部切口缝合张力。

（二）人工气道管理

颈段食管癌由于位置的特殊性，手术创面大于常规食管癌手术，患者术后一般要长期携带气管套管，所以呼吸道管理是护理中的重点和难点。

1. 气道评估　评估造口情况、使用气管导管的性质（PVC/硅胶套管、金属套管）、痰液性质等。

（1）气道湿化：人工气道的建立对机体正常吸入气体的调节过程产生影响，使下呼吸道失水、黏膜干燥、分泌物黏稠等，人工气道的湿化管理是保障呼吸道通畅的重要环节。需要保持病室内温湿度适宜，湿度保持在55%～65%。将氧气雾化面罩（气切型）覆盖于气管套管，一头连接氧气，每2小时在雾化面罩药杯里加入生理盐水10ml，每次10～20分钟，或遵医嘱加用相应化痰或治疗药物进行雾化湿化。

（2）气道湿化效果分级

1）满意：患者痰液稀薄，可顺利吸引或咳出，导管内无痰栓，呼吸通畅。

2）过度：患者痰液过度稀薄，需不断吸引，患者频繁呛咳，可出现血氧饱和度下降及心率、血压等变化。

3）不足：患者痰液黏稠，不易吸出或咳出，导管内形成痰痂，患者烦躁，可出现突发性呼吸困难、血氧饱和度下降等。

（3）痰液黏稠分度法：以吸痰过程中痰液在吸痰管内壁的附着情况作为主要判断依据。该方法结合气道湿化效果分级法作为人工气道的湿化效果评价方法。

1）Ⅰ度（稀痰）：痰如米汤样或白色泡沫样，吸痰管内壁无痰液滞留。

2）Ⅱ度（中度黏痰）：痰外观较Ⅰ度黏稠，吸痰后有少量痰液在吸痰管内壁附着，但易被水冲洗干净，Ⅱ度是湿化理想的状态。

3）Ⅲ度（重度黏痰）：痰的外观明显黏稠，常呈黄色，吸痰管内壁上滞有大量痰液，且不易被水冲净。

2. 吸痰

（1）吸痰时机：按需吸痰和按时吸痰相结合，准确判断吸痰时机，如听到患者有明显痰鸣音，在气道导管看到分泌物等情况，立即给予吸痰。但是对于术后排痰无力、肺功能较差的患者，应在手术后前3日每2小时按需吸痰，并加强呼吸道评估，在听到明显痰鸣音时及时吸痰。

（2）方法：选用直径不超过人工气道内径50%、带有侧孔的吸痰管，在无负压的状态下缓缓插入套管内底部，调整负压为80～120mmHg，用示指和拇指旋转吸痰管，边吸边提，切忌将吸痰管上下提插，时间控制在15秒以内。

（3）吸痰过程中密切观察痰液的黏稠度、性质，以及患者的面色、生命体征，如发现异常应立即停止，并吸氧，间隔3～5分钟待患者情况稳定后，再次进行操作。清理口腔内分泌物可使用吸唾管或吸痰管，注意从口腔侧边进入，避免刺激引起呕吐。

（4）气管镜吸痰：每周2～3次配合医生给予患者床旁纤维支气管镜吸痰，在气管镜直视下，可冲洗痰痂，并准确吸出痰栓，有利于保持患者呼吸道通畅。

3. 气管套管的固定　妥善固定气管套管，固定装置缚于患者颈部做固定，松紧适宜，以伸进一手指为宜。颈部伤口肿胀消退后及时调整松紧度。

4. 气管套管内套管护理　术后7～10天气管造口处窦道形成，评估造瘘口有无感染、溃疡、肉芽、出血等，无特殊可更换为金属套管，确认需要更换气管套管的规格和型号，与医生配合，更换时密切观察患者面色和生命体征。金属套管分为外套管与内套管，内套管交替使用，每日至少更换2次，换下的内套管在流动水下冲洗，用专用毛刷将附着管壁内外的痰液清洗干净，确定无痰液附着，完全浸泡于含有75%乙醇的专用容器内备用，浸泡时间不少于30分钟，使用前用生理盐水冲洗，自然晾干后放回外套管内，更换时动作轻柔、迅速，以免引起呛咳。

5. 气管造口护理　换药时严格无菌操作，用络合碘棉球消毒造口周围皮肤，由内向外擦拭2～3次，注意棉球勿贴近造口处，以免刺激引起呛咳，再用生理盐水棉球擦拭，自然待干后用泡沫敷料覆盖造口周围皮肤，每日至少更换敷料一次，或根据伤口渗出按需更换。换药时要观察切口有无出血、脓性分泌物、皮下气肿等，局部有无红、肿、热、痛等现象。因人工气道的特殊性，在人工气道上方操作的所有物品要大于造口直径，以防止异物坠落气管。

（三）口腔护理

患者术后长时间禁食，口腔自洁功能差，有效的口腔护理可降低医院获得性肺炎的发生率。术后嘱患者勿做吞咽动作，吐出口腔分泌物。术后患者具有自理能力时可用复方氯己定含漱液漱口，每次10ml，每日3次；或由护理人员给予患者口腔护理，每日3次。病情允许时，鼓励患者尽早刷牙，每日3次，每次不少于2分钟。

（四）营养支持

全程医护一体化营养管理，患者在围手术期开始应用肠内营养，以提高患者的耐受性，无特殊情况，术后24小时内即开始经鼻空肠营养管持续泵入肠内营养液，遵循由慢到快、由少到多原则。术后第1～2天，同时泵入营养液与水20ml/h，第3天起，每天将营养液及水上调20ml/h，肠内营养期间密切关注患者有无腹胀、腹泻、反流等不良反应。

（五）心理护理

术后患者面对失声、疼痛、禁食、呼吸方式改变等情况，易产生恐惧、抑郁等情绪，护士要及时了解患者情绪，使用患者可以接受的表达方式，如纸笔、写字板等进行有效沟通，同时也要重视家属的情绪调节，避免情绪起伏，影响患者。

四、居家护理

（一）气管内套管的更换及清洁消毒

患者及家属掌握气管内套管的更换及清洁消毒方法，内套管至少更换1次/日，痰多黏稠时2次/日。具体方法如下。

1. 选择舒适体位，左手持镜。

2. 右手将内套管旋转至缺口处，使内套管可以取出。

3. 缓缓取出。

4. 用软毛刷刷洗、清水冲净，准备装有75%乙醇的专用容器，将套管完全浸泡备用（更换时用无菌生理盐水或白开水冲洗，自然晾干即可更换，若没有75%乙醇，可将不锈钢套管煮沸20～30分钟）。

5. 插入内套管旋转至内套管不可被取出。

6. 更换造口处纱布，清洁气管造口周围皮肤可用无菌或清洁纱布擦拭，禁用棉签或棉球擦拭，以防脱落误吸入气管，引起窒息，发生生命危险。

（二）患者及家属掌握气管造口的日常管理

保持气管造口周围皮肤清洁干燥。患者外出时用双层纱布或防尘罩覆盖造口处，增加湿度，防止异物吸入；勿穿高领衣服、夜间盖被时勿遮挡造口处；禁止用棉签或棉球擦拭气管造口周围皮肤，以防脱落或误吸入气管，引起窒息；禁止游泳，洗浴时防止水进入气管造口，引起呛咳。

（三）患者及家属熟悉居家气道湿化的方法

气管造口处是唯一的进出气通道，不具有正常经口、鼻呼吸所具有的过滤和湿化功能，干燥的空气直接进入气道，使分泌物稠厚、结痂，不易排出。因此，要保持房间的温度、湿度适宜（温度24～26℃，湿度55%～65%），必要时可用加湿器。床边常规配备吸引器和雾化器。痰液黏稠者，适时雾化吸入以稀释痰液。

（四）预防感染

更换套管时要无菌操作，注意手卫生；定时开窗通风，尽量不去环境密闭、人员密集的地方；养成规律的作息时间，避免感冒；指导患者识别感染征象，如造口处红肿、出血、咳脓性痰液、体温升高等，如有发生，及时就医。

（五）饮食指导

食管癌全喉切除患者，应在出院后开展连续性营养干预。由于食管癌术后患者住院时间逐渐缩短，出院时，患者常处于肠内营养支持阶段，出院后，家属要关注患者的体重及肠内营养相关并发症。患者可经口进食后，由半流食-软食-普食顺序过渡，少食多餐。多进食高蛋白、高维生素、易消化食物，保证充足的营养，禁食辛辣刺激食物。进食过程中，患者应避免卧位，保持直立坐位。进食后，散步15～20分钟。入睡前2小时勿进食。可将床头适当抬高30°～45°。

（六）体重监测

大部分食管癌患者存在手术后营养不良，体重下降是主要表现。食管癌患者出院后使用营养泵持续营养补充能够提升肠内营养耐受性。对维持患者出院后近期体重，减少相关并发症有益。患者出院后，应进行自我体重监测。每日晨起后空腹测量体重，体重秤固定位置。营养团队对患者随访时，进行体重监测并记录。同时，关注患者是否发生腹胀、腹泻等肠内营养相关并发症。

（七）心理支持

食管癌全喉切除术后患者自我形象改变，生理结构受损，失语和吞咽功能的改变容易使患者产生焦虑、自卑等心理问题。鼓励患者用手势或纸、笔与外界进行沟通交流。也可通过发音重建方法，如食管发音法和电子喉等恢复发音功能。医护人员应指导家属多陪伴患者，关注其情绪变化，对患者进行心理关怀，加强沟通交流，帮助患者克服心理障碍、树立自信心，积极参与日常活动，早日回归社会。

（八）定期复查及随访

复查时间为术后2年内每3个月复查1次；2～5年每6个月复查1次；5年后每年复查1次；定期电话随访，出院第1个月每周随访1次，第3个月、第6个月和第12个月各随访1次，微信建立营养护理群，便于医患交流，为患者解答疑惑。

第五章

食管癌化疗护理

第一节 概 述

化疗是恶性肿瘤的重要治疗手段之一。化疗历经80年发展，已由单药治疗向整合治疗转变，从姑息性化疗、根治性化疗向新辅助化疗过渡，在恶性肿瘤治疗中起着重要作用。依据治疗目的，化疗可分为根治性化疗、姑息性化疗、新辅助化疗和术后辅助化疗。

一、化疗药物分类与作用机制

1. 按照化疗药物作用的分子靶点划分 可分为六大类，分别为烷化剂、抗代谢类、抗肿瘤抗生素、植物碱类、激素类及杂类（铂类、门冬酰胺酶）。

2. 按化疗药物对细胞周期各时相的作用不同划分 ①细胞周期非特异性药物，此类药物能杀死各时相含G_0期细胞的肿瘤细胞，包括烷化剂、抗肿瘤抗生素、激素类、植物碱类特殊药物。其作用特点是呈剂量依赖性，以大剂量冲击治疗为宜。②细胞周期特异性药物，特异性杀伤增殖周期中某一时相的肿瘤细胞，主要作用于S期和M期，对G_0期细胞不敏感，包括抗代谢类药物和植物碱类药物。其作用特点呈时间依赖性，以小剂量持续给药为宜。

二、化疗药物剂量的计算

化疗药物对肿瘤细胞的杀伤作用与其剂量大小呈正相关：化疗药物如剂量强度不足，可能会导致疗效不佳；如剂量强度过高会威胁生命。因此，护士应严格核查化疗药物剂量，熟悉药物剂量的计算方法，确保患者安全。常用的化疗药物剂量计算方法包括固定剂量即处方剂量、体表面积（body surface area，BSA）计算法、药时曲线下面积。

三、化疗药物的给药途径

（一）全身给药

1. 口服给药　为了防止药物刺激胃黏膜或被胃酸所破坏，首选胶囊或肠溶剂型。

2. 皮下给药　进针角度为15°～30°，注射部位要注意轮换，避开肿胀、硬结、血管、神经及疼痛部位，切勿注入肌肉组织内。

3. 肌内给药　根据药物性质、剂量，选择合适注射部位和深度。

4. 静脉注射给药　包括静脉推注、静脉滴注、静脉泵入等给药方式，是临床最常用的给药方法，能够快速达到较高血药浓度。

（二）局部给药

1. 动脉给药　包括动脉注射、动脉泵、动脉插管、动脉插管皮下埋泵。局部肿瘤或单一器官受侵犯时，由动脉注入药物，使其快速在靶器官或组织达到最高血药浓度。

2. 体腔内给药　包括胸腹腔内、心包腔内、膀胱腔内给药。注意给药后体位管理及病情观察。

3. 鞘内给药　用于急性白血病、肿瘤转移至脑部或侵犯脊髓膜。Ommaya囊给药时，注意局部保护，避免磕碰。

第二节　食管癌化疗原则

早期食管癌的临床症状隐匿、不典型，难以发现，大多数食管癌患者在确诊时已为局部晚期或存在远处转移。因此，以抑制肿瘤生长、防止癌细胞扩散为目的的全身化学治疗在食管癌的治疗中占有重要地位。目前，化学治疗在食管癌中主要应用领域包括针对局部晚期患者的新辅助化疗和术后辅助化疗，以及针对转移性食管癌患者的化学治疗。

一、新辅助化疗

新辅助化疗有利于肿瘤降期、消灭全身微小转移灶，并观察肿瘤对该化疗方案的反应程度，指导术后化疗。对于食管鳞癌，可手术切除的局部晚期患者可考虑行新辅助化疗。可手术切除的局部晚期食管下段及食管胃交界部腺癌推荐新辅助化疗，常规新辅助化疗方案如下。

（一）5-氟尿嘧啶＋亚叶酸＋奥沙利铂＋多西他赛（FLOT）（推荐用于腺癌）

奥沙利铂85mg/m^2静脉滴注（第1天），多西他赛50mg/m^2静脉滴注（第1天），亚叶酸200mg/m^2静脉滴注（第1天），5-氟尿嘧啶2600mg/m^2持续静脉滴注24小时（第1天），每2周重复，术前4个周期＋术后4个周期，共8个周期。

（二）氟尿嘧啶＋顺铂（PF）

1. 方案一　5-氟尿嘧啶800mg/m^2持续静脉滴注24小时（第1～5天），顺铂100mg/m^2静脉滴注（第1天），每4周重复，术前2～3个周期＋术后3～4个周期（推荐用于腺癌）。

2. 方案二　5-氟尿嘧啶1000mg/m^2持续静脉滴注24小时（第1～4天），顺铂80mg/m^2静脉滴注（第1天），每3周重复，术前2个周期。

3. 方案三　5-氟尿嘧啶800mg/m^2持续静脉滴注24小时（第1～5天），顺铂80mg/m^2静脉滴注（第1天），每3周重复，术前2个周期（推荐用于鳞癌）。

（三）紫杉醇＋顺铂（TP）（推荐用于鳞癌）

1. 方案一　紫杉醇150mg/m^2静脉滴注（第1天），顺铂50mg/m^2静脉滴注（第1天），每2周重复。

2. 方案二　紫杉醇135mg/m^2静脉滴注（第1天），顺铂70mg/m^2静脉滴注（第1天），每3周重复。

（四）多西他赛＋顺铂＋氟尿嘧啶（DCF）（推荐用于鳞癌）

多西他赛70mg/m^2静脉滴注（第1天），顺铂70mg/m^2静脉滴注（第1天），5-氟尿嘧啶750mg/m^2静脉滴注（第1～5天），每3周重复。

二、术后辅助化疗

食管鳞癌根治术后是否常规进行辅助化疗仍存在争议，对于存在高危因素的患者可考虑行辅助化疗或放化疗。食管和食管胃交界部腺癌推荐术后辅助化疗，对于术前行新辅助化疗并完成根治性手术的患者，术后可沿用原方案行辅助化疗。

1. 紫杉醇＋顺铂（TP）（推荐用于鳞癌）　紫杉醇150mg/m^{2}静脉滴注（第1天），顺铂50mg/m^{2}静脉滴注（第1天），每2周重复。

2. 奥沙利铂＋卡培他滨（推荐用于腺癌）　奥沙利铂130mg/m^{2}静脉滴注（第1天），卡培他滨1000mg/m^{2}口服，每天2次（第1～14天），每3周重复。

三、晚期一线化疗

（一）氟尿嘧啶＋顺铂（PF）

5-氟尿嘧啶750～1000mg/m^{2}持续静脉滴注24小时（第1～4天），顺铂70～100mg/m^{2}静脉滴注4小时（第1天），每3～4周重复。

（二）紫杉醇类＋顺铂（TP）

1. 方案一　紫杉醇135～175mg/m^{2}静脉滴注3小时（第1天），顺铂75mg/m^{2}静脉滴注（第1天），每3周重复。

2. 方案二　紫杉醇90～150mg/m^{2}静脉滴注3小时（第1天），顺铂50mg/m^{2}静脉滴注（第1天），每2周重复。

3. 方案三　白蛋白结合型紫杉醇125mg/m^{2}静脉滴注（第1天、第8天），顺铂75mg/m^{2}静脉滴注（第1天），每3周重复。

（三）奥沙利铂＋亚叶酸钙＋氟尿嘧啶（FLO）（推荐用于腺癌）

奥沙利铂85mg/m^{2}静脉滴注2小时（第1天），亚叶酸钙200mg/m^{2}静脉滴注2小时（第1天），之后用5-氟尿嘧啶2600mg/m^{2}持续静脉滴注24小时（第1天），每2周重复。

（四）多西他赛＋顺铂＋氟尿嘧啶（改良的DCF方案）（推荐用于腺癌）

多西他赛40mg/m^{2}静脉滴注1小时（第1天），顺铂40mg/m^{2}静脉滴注1～3小时（第3天），5-氟尿嘧啶2000mg/m^{2}持续静脉滴注48小时（第1天），每2周重复。

（五）伊立替康＋氟尿嘧啶/亚叶酸钙（推荐用于腺癌）

伊立替康 180mg/m^2 静脉滴注 30 分钟（第 1 天），亚叶酸钙 400mg/m^2 静脉滴注（第 1 天），5-氟尿嘧啶 400mg/m^2 静脉推注（第 1 天），5-氟尿嘧啶 1200mg/m^2 持续静脉滴注 24 小时（第 1 ～ 2 天），每 2 周重复。

四、二线及以后化疗

晚期食管胃交界部腺癌患者二线治疗的选择包括紫杉醇单药或伊立替康单药。晚期食管鳞癌的二线化疗无标准方案，如不适合接受免疫检查点抑制剂治疗，临床实践中可参考治疗腺癌的方案进行化疗。

（一）紫杉类单药

1. 方案一　紫杉醇 175mg/m^2 静脉滴注（第 1 天），每 3 周重复。
2. 方案二　白蛋白结合型紫杉醇 100 ～ 150mg/m^2 静脉滴注（第 1 天、第 8 天），每 3 周重复。
3. 方案三　多西他赛 75 ～ 100mg/m^2 静脉滴注（第 1 天），每 3 周重复。

（二）伊立替康单药

伊立替康 150 ～ 180mg/m^2 静脉滴注（第 1 天），每 2 周重复。

（三）伊立替康联合替吉奥

伊立替康 160mg/m^2 静脉滴注（第 1 天），替吉奥 40 ～ 60mg 口服，每天 2 次（第 1 ～ 10 天），每 2 周重复。

第三节　食管癌化疗前评估

一、评估患者

（一）评估患者的肿瘤情况

通过病理和细胞学检查明确病理类型，通过病史（既往史、家族史）、体格检查、影像学检查明确疾病的范围、发展趋向，以确定治疗目标。了解患者既往治疗中出现的不良反应及处理结果。治疗前应行影像学评估，视具体情况留作基线资料，方便治疗后对比疗效或长期随访。

（二）评估患者的一般身体状况

1. Karnofsky功能状态评分（Karnofsky performance scale，KPS）或美国东部肿瘤协作组（Eastern Cooperative Oncology Group，ECOG）评分　可用KPS或ECOG评分评估患者体质状况。KPS ≥ 60分或ECOG < 2分适宜化疗。

2. 血常规、肝肾功能、心电图等检查　治疗开始前1周内行血常规、肝肾功能、心电图等检查。心、肝、肾和造血功能无明显异常。血常规中性粒细胞绝对值 $\geqslant 1.5 \times 10^9$/L、血小板 $\geqslant 80 \times 10^9$/L、HGB ≥ 80g/L可考虑治疗。

3. 营养风险评估　应用NRS 2002筛查营养状况，≥3分的患者应用PG-SGA进行营养不良评估。

二、评估静脉通路

（一）静脉通路的选择

肿瘤的治疗过程中，患者通常需要进行多次静脉输注化疗药物。化疗药物为抗肿瘤药物，对血管刺激性大，一旦发生化疗药物外渗，将给患者造成额外的生理及心理痛苦。因此，为肿瘤患者建立安全、有效的静脉通路，严格遵守操作流程，预防相关并发症，显得尤为重要。化疗患者应根据年龄、病情、过敏史、治疗方案、药物性质、意愿、经济状况等因素综合评估，选择合适的输注途径和静脉治疗工具。对于化疗患者，不推荐使用外周静脉输液工具，宜采用中心静脉输液工具。

（二）中心静脉输液工具

1. 中心静脉导管（central venous catheter，CVC）　指经锁骨下静脉、颈内静脉、股静脉穿刺置管，尖端置于上腔静脉或下腔静脉的导管。可用于任何性质的药物输注、血液动力学的监测，不应用于高压注射泵注射对比剂。CVC一般留置2～4周。根据患者病情、导管类型、留置时间、并发症等因素进行评估，尽早拔除。

2. 外周中心静脉导管（peripherally inserted central venous catheter，PICC）/完全植入式静脉输液港（totally implantable venous access port，TIVAP）　适于任何性质药物的中长期静脉治疗。在选择时还应充分考虑患者意愿和偏好，当导管留置时间大于12个月时，从卫生经济学角度，优先选择TIVAP。PICC留置时间不宜超过1年或遵照产品使用说明书，TIVAP可长期使用。但无论是PICC还是TIVAP，都宜根据患者病情、并发症等因素进行评估，尽早拔除。

第四节　食管癌化疗整合护理

一、环境管理

保持室内空气清新，病室每日通风2次；白天噪声不超过35～40dB，夜间低于30dB为宜；光线适宜，室内温度应为18～22℃，相对湿度50%～60%。加强跌倒风险防范，保持地面清洁无杂物、避免湿滑，卫生间设置安全扶手，夜间使用地灯；指导患者及家属做好手卫生、注意饮食安全等。

二、心理社会支持

（一）心理支持

应为患者提供专业信息支持，鼓励患者及家属积极参与MDT讨论。可采用心理痛苦温度计（distress thermometer，DT）进行心理痛苦筛查：DT＜4分者，应主动了解心理痛苦来源，提供针对性心理疏导，如同伴支持、放松训练等；DT≥4分者可转至心理门诊治疗。

（二）身体意象改变的照护

化疗会导致患者皮肤色素沉着、脱发等方面的改变，进而引发抑郁、孤独、自卑等负性心理。告知患者停药后可逐步恢复正常；提供化妆技巧、服饰选择等美学知识；可采用认知行为疗法、夫妻同步教育等方式，提高患者自信心。

（三）生育力保护

化疗药物如烷化剂等，会损伤卵巢或睾丸生殖细胞功能，导致患者生育力下降。对于年轻有生育需求的患者，在首次化疗前提供生育力保护信息，推荐至生殖及遗传门诊咨询，可采用卵子、胚胎、卵巢组织冷冻技术等生育力保存方式，并在多学科参与、跨学科整合（multiple discipline team to holistic integrative management）指导下选择最佳生育时机。

三、安全用药管理

（一）化疗药物配制安全防护

1. 医护人员防护

（1）专业人员操作：必须由经过化疗相关知识培训的专业人员实施操作，应建立健康档案，每年至少全面体检一次，一旦出现不良反应征象立即调离岗位，妊娠期和哺乳期人员应避免化疗药物调配操作。

（2）加强自身防护：配制人员应戴一次性帽子及双层手套（内层为PE手套，外层为橡胶/丁腈手套）；戴一次性口罩；宜穿防水、无絮状物材料制成，前部完全封闭的隔离衣；可佩戴护目镜；配药操作台面应垫以防渗透吸水垫，污染或操作结束时应及时更换。配制过程中应确保无头发和皮肤暴露。连续工作30分钟更换手套，超过3小时更换防护服。手套或防护服一旦损坏或被污染，应立即更换。

2. 环境要求 化疗药物宜在静脉用药调配中心（pharmacy intravenous admixture services，PIVAS）环境下配制，如无PIVAS条件，应设置专用配制室，其位置相对独立，限制人员流动。生物安全柜应安装在远离门窗、气流相对平稳的清洁环境，可放置于排风口附近，配制过程中门窗处于关闭状态。化疗药配制要使用Ⅱ级A2型以上级别的生物安全柜，配制前后保持生物安全柜风机系统开放30分钟自净，并确认其处于正常工作状态。配制过程中，生物安全柜前窗下缘与安全警戒线平齐，确保负压，且保证回风槽空气循环不受阻挡。

3. 化疗药物的安全转运与接收

（1）妥善转运：化疗药物配制后，应放置在无渗透的密闭装置内，标注“危害药物”醒目标识，专人转运。

（2）安全接收：接收化疗药物时，护士须做好个人防护，佩戴一次性帽子、口罩和双层手套，启封核对无误后签名。

（3）正确处理：化疗废弃物应放置在标有“毒性药物标识”专用防渗漏垃圾袋及密闭容器内。当容积达到3/4时，应扎紧封闭袋口，立即更换。发生化疗药物泄漏，严格按照《化疗药物泄漏处理管理要求》执行。

（二）化疗安全给药

1. 化疗方案给药顺序

（1）相互作用原则：化疗药物之间会发生相互作用，应注意给药的先后顺序，从而提高疗效、尽量减少不良反应。如紫杉醇和顺铂合用时，顺铂会延缓紫杉醇的代谢，加重骨髓抑制等不良反应的发生，联用时须先用紫杉醇。

（2）刺激性原则：使用非顺序依赖性化疗药物时，应根据药物的局部刺激性大小排列用药先后顺序，发疱性药物等刺激性大者先用，若同为发疱性药物则先浓后稀。

（3）细胞动力学原则：生长较慢的实体瘤处于增殖期的细胞较少，静止期的细胞较多，先用细胞周期非特异性药物（cell cycle non-specific agent，CCNSA）杀灭一部分肿瘤细胞，使其进入增殖期，再用细胞周期特异性药物（cell cycle specific agent，CCSA）；而生长较快的肿瘤应先用CCSA大量杀灭处于增殖期的细胞，减少肿瘤负荷，然后用CCNSA杀灭残存的肿瘤细胞。

2. 静脉化疗给药

（1）安全核查：给药过程中严格查对，执行5R原则，即将准确药物（right drug）、按准确剂量（right dose）、经准确途径（right route）、在准确时间（right time）、给准确患者（right client）。在收药、摆药、给药等关键环节，须双人独立核对。

（2）规范给药：①依据整体评估情况，遵医嘱规范给予化疗及辅助药物。②对易出现过敏反应的药物，如紫杉类药物，须遵医嘱在给药前30～60分钟给予糖皮质激素、抗组胺类等药物。③根据细胞周期动力学、药物代谢动力学、时间健康学原理，选择最佳给药时机和速度。

（3）输注两种化疗药物之间及结束后，应依据药物特性，选择生理盐水或5%葡萄糖冲净药液。

（4）更换化疗液体时，先关闭水止及输液器卡扣，再将输液袋取下，平行放置，将瓶口抬高45°，液面距袋口保持一定距离后插入输液器，以防药液溢出。

（5）化疗药物外渗的护理：①发生化疗药物外渗时，应立即停止输液，保留血管通路装置。②应使用注射器回抽静脉通路中的残余药液后，拔除PVC或PORT无损伤针。③深部组织发生中心静脉化疗药物外渗时，应遵医嘱行X线检查确定导管尖端位置。④应评估肿胀范围及外渗液体量，确认外渗的边界并标记；观察外渗区域的皮肤颜色、温度、感觉、关节活动和外渗远端组织的血运情况。⑤发疱性药物外渗时，应遵医嘱进行局部封闭，封闭时应避免损伤中心血管通路装置（central vascular access device，CVAD）。⑥根据外渗药物的种类，遵医嘱可使用相应的解毒剂和治疗药物。⑦化疗药物外渗发生24～48小时内，宜给予干冷敷或冰敷，每次15～20分钟，每天＞4次；奥沙利铂、植物碱类化疗药物外渗可给予干热敷，成人温度不宜超过50～60℃，患儿温度不宜超过42℃。⑧应抬高患肢，避免局部受压。局部肿胀明显，可给予50%硫酸镁、如意金黄散等湿敷。⑨应记录症状和体征，外渗发生时间、部位、范围，局部皮肤情况、输液工具、外渗药物名称、浓度和剂量、处理措施。

3. 口服化疗给药　①口服化疗药应依据药品说明书储存，单独放在具有明显标识的专用容器内，远离儿童和宠物，避免孕妇接触。②取药时避免用手直接接触药物，应置于药杯中整片（粒）吞服，不可咀嚼或掰开。③老年人或视为弱者，可用提醒性包装，如加大字体，标注药名、剂量和服药时间。④指导患者掌握正确的服药时机。⑤化疗药物一般不建议经胃肠营养管给药，因其在粉碎过程中容易产生对环境的生物危害性，且会影响药物剂量的准确性。⑥患者发生漏服药物时应记录漏服次数及剂量，不可自行补服或增量服药，应及时联系医生告知情况。⑦指导患者可采用服药日记、电话、微信、互联网平台、自我报告系统等方式报告不良反应。⑧指导患者在开始服药至停药后48小时内正确处理呕吐物、排泄物、分泌物，大小便后盖上马桶盖冲水2次。⑨为提高居家服药的依从性，对老年人、记忆力差的患者，可指导使用闹钟、日历、电子提醒，也可采用网络打卡及远程信息监测等智能方法。

四、毒性反应管理

（一）消化系统毒性

1. 化疗相关性恶心、呕吐（chemotherapy-induced nausea and vomiting，CINV）　发生率为60%～80%，分为急性、延迟性，以及预期性恶心、呕吐，急性CINV发生在化疗24小时内；延迟性CINV发生在化疗后24小时至第5～7天。CINV分级依据美国国立癌症研究所药物常见毒性分级标准（National Cancer Institute-common toxicity criteria，NCI-CTC 5.0），见表5-1。

（1）预防：①化疗前充分评估化疗方案的致吐风险，关注高危人群，如既往有CINV史、饮酒史、晕车史、孕吐史的患者。评估时间推荐从化疗开始至化疗后第5天，内容包括恶心与呕吐的频次、程度、体力状况和服药情况。遵医嘱预防性应用镇吐药。②观察有无腹胀、便秘、呃逆等导致恶心和呕吐的独立风险因素，积极改善前驱症状可降低CINV发生率。

（2）护理：①化疗期间应指导患者进食高热量、高蛋白质、维生素丰富的易消化饮食，避免食用辛辣刺激性食物，进餐时间应选择化疗开始前2小时以上，进餐量以七分饱为宜。②1级CINV可采用放松训练、音乐疗法、中医穴位按压等非药物干预方法，如可按压内关穴、足三里穴，每次30分钟，每日2次。③2级及以上CINV发生时，依据个体情况可遵医嘱给予镇吐、补液治疗，同时监测

CINV的发生频率、持续时间、严重程度及伴随症状。④发生恶心、呕吐时，应立即使用收集袋，避免呕吐物喷溅，呕吐后将收集袋封口后放入专用密闭垃圾桶内，协助患者清洁口腔，开窗通风，清除异味。

表5-1 CINV分级标准（NCI-CTC 5.0）

条目	1级	2级	3级	4级	5级
恶心	食欲减退，不伴进食习惯改变	经口摄食减少，不伴有明显体重下降，脱水或营养不良	经口摄入能量和水分不足，需要鼻饲、全肠外营养或住院治疗	—	—
呕吐	不需要进行干预	门诊静脉补液，需要医学干预	需要鼻饲、全肠外营养或住院治疗	危及生命，需要紧急治疗	死亡

2. 化疗相关性便秘（chemotherapy-induced constipation，CIC） 指由于患者接受化疗药物和化疗辅助性药物而产生的以大便间隔时间延长、大便变硬、形状改变等为特点的一种便秘。化疗相关性便秘是化疗导致的消化系统的不良反应，发生率为16%～48%。患者发生便秘后如果不能及时纠正，将会出现食欲减退、腹胀、腹痛等症状，不仅增加其他系统疾病的发生率，加重原有疾病病情，引发诸多疾病，而且会极大地影响患者对治疗的依从性和生活质量，重者还会导致肠梗阻、肠穿孔。引起CIC的常见化疗药有铂类、长春碱类等。CIC分级依据NCI-CTC 5.0，见表5-2。

表5-2 CIC分级标准（NCI-CTC 5.0）

	1级	2级	3级	4级	5级
表现	偶尔或间歇性发作，偶尔应用粪便软化剂、泻药、饮食改变或灌肠治疗	便秘持续存在，需要经常性使用泻药或灌肠通便	便秘严重影响到日常活动，或顽固性便秘须手工通便	存在危及生命的症状，如肠梗阻、巨结肠等	死亡

（1）预防：①饮食与生活习惯调整是防治CIC的首要措施，应指导患者进食富含膳食纤维的食物，保证足够饮水量。②适当锻炼，养成定时排便习惯，为患者提供适宜的排便环境，观察并记录化疗后排便情况，还可通过顺时针腹部按摩，增强肠蠕动，防治便秘。

（2）护理：①1级CIC可遵医嘱使用粪便软化剂、轻泻药，调整饮食习惯，必要时灌肠。②2级CIC需要规律使用轻泻药或灌肠。③3级CIC嵌塞式便秘可通过直肠指检判断嵌塞位置，位置较高则先服用泻药促进粪便下移，然后灌肠；如位置较低可直接人工辅助排便。④对于中性粒细胞减少症或血小板减少的肠梗阻患者禁忌灌肠。

3. 化疗相关性腹泻（chemotherapy-induced diarrhea，CID） 发生率为50%～90%，易引起CID的药物有5-氟尿嘧啶和伊立替康。诱发CID的高危因素包括中性粒细胞减少、低体力状态（ECOG≥2分）和不良情绪等。CID分级依据NCI-CTC 5.0，见表5-3。

表5-3 CID分级标准（NCI-CTC 5.0）

	1级	2级	3级	4级	5级
表现	与基线相比，大便次数增加，每天＜4次；造口排出物轻度增加	与基线相比，大便次数增加，每天4～6次；造口排出物中度增加；借助于工具的日常生活活动受限	与基线相比，大便次数增加每天≥7次；需要住院治疗；与基线相比，造口排出物重度增加；自理性日常生活活动受限	危及生命，需紧急治疗	死亡

（1）预防：化疗期间宜选择高热量、高蛋白、低纤维饮食，避免辛辣、油腻、过冷或过热的食物。

（2）护理：①1～2级CID，应指导患者调整饮食，进食易消化软食、流质或半流质饮食，同时口服益生菌。②3级及以上CID，体内水分大量丢失，可口服温热的电解质饮料和进食米汁，遵医嘱进行相关检查和静脉补液，并观察用药后效果。③记录腹泻的次数、粪便性状和颜色，密切观察有无发热、头晕、腹部疼痛、痉挛等伴随症状；对药物疗效不佳的患者，建议粪菌移植。④保持肛周或造口周围清洁，必要时使用皮肤保护剂。

4. 化疗性口腔黏膜炎（chemotherapy-induced oral mucositis，CIOM） 指肿瘤患者在接受化疗后出现的以口腔黏膜糜烂、溃疡为主的急慢性口腔黏膜损伤。在化疗过程中，口腔黏膜上皮细胞的生长和分化受到干扰，导致黏膜上皮细胞周期异常及细胞凋亡，引起黏膜急慢性炎症。据统计，口腔黏膜炎在接受化疗患者中的发生率为20%～40%，CIOM分级依据NCI-CTC 5.0，见表5-4。

（1）预防：①化疗患者应每日进行口腔评估，观察有无红肿、红斑、溃疡、疼痛等。②加强口腔护理，指导患者选用适宜的漱口水，如生理盐水或苏打水，以确保口腔清洁。③对有高危因素的患者，如接受高剂量5-氟尿嘧啶时，指导应用冷疗，如口含冰块或冰水，降低口腔温度，减轻药物毒性对口腔黏膜的损伤。

（2）护理：①2级CIOM需要调整饮食营养。②3级及以上的患者应控制疼痛，可遵医嘱给予吗啡漱口水、利多卡因凝胶等减轻疼痛，也可用含甘油复合剂处方的镇痛漱口液，指导患者掌握正确的含漱方法，尤其要注意进餐前镇痛。③提供营养教育，经口进食不足者可给予口服营养补充剂，不能经口进食者可给予管饲肠内营养剂或TPN。

表5-4 CIOM分级标准（NCI-CTC 5.0）

	1级	2级	3级	4级	5级
表现	无症状或有轻微疼痛的溃疡、红斑，无须干预	形成直径≤1.5cm的片状假膜，疼痛的溃疡、红斑、水肿，疼痛可忍耐，不影响进食	疼痛的溃疡、红斑、水肿，疼痛严重，影响进食，需要静脉补液	严重的溃疡，危及生命，需要肠外营养和/或预防性气管插管	死亡

（二）血液学毒性

骨髓抑制是传统化疗药物引起的最常见的血液学毒性反应，临床表现为外周血细胞数量减少，包括中性粒细胞减少、血小板减少和血红蛋白降低（贫血），三者可以单独出现，也可兼夹，其中以中性粒细胞、血小板减少为主，80%～90%的化疗药物均具有血液学不良反应。骨髓抑制通常于化疗后1～3周出现，持续2～4周后逐渐恢复。骨髓抑制分级依据WHO抗肿瘤药物毒性反应血液学分度标准，见表5-5。

表5-5 骨髓抑制分级标准（WHO）

项目	0级	Ⅰ级	Ⅱ级	Ⅲ级	Ⅳ级
白细胞（$\times10^9$/L）	≥4.0	3.0～3.9	2.0～2.9	1.0～1.9	＜1.0
中性粒细胞（$\times10^9$/L）	≥2.0	1.5～1.9	1.0～1.4	0.5～0.9	＜0.5
血小板（$\times10^9$/L）	≥100	75～99	50～74	25～49	＜25
血红蛋白（g/L）	≥110	95～109	80～94	65～79	＜65

1. 中性粒细胞减少症　是外周血中性粒细胞绝对值（absolute neutrophil count，ANC）＜2.0×10^9/L。ANC最低值通常出现在化疗后7～14天。其降低的程度和持续时间主要与化疗药物种类、剂量、联合用药及患者个体因素有关。患者个体因素主要包括年龄＞65岁且接受全量化疗、既往接受过化疗或放疗、

肿瘤侵犯骨髓等。

（1）预防：应指导患者定期监测血常规变化，尤其在化疗后7～14天。严格掌握化疗适应证，化疗之前检查血常规及骨髓情况。

（2）护理：①若白细胞＜4.0×10^9/L暂停化疗，保持空气新鲜，减少探视，指导患者加强个人卫生，密切监测体温，保证食物新鲜清洁；遵医嘱给予升白治疗，并观察疗效及有无骨痛、发热等症状。②当ANC＜0.5×10^9/L时，必须实施保护性隔离，有条件者进层流病床实施全环境保护，可预防性使用抗生素。

2. 化疗相关性血小板减少症（chemotherapy-induced thrombocytopenia，CIT）指化疗药物对骨髓巨核细胞产生抑制作用，导致外周血血小板计数＜100×10^9/L。导致CIT的常见化疗药物包括吉西他滨、铂类和紫杉类。

（1）预防：应指导患者定期监测血小板变化。给予饮食指导，可提供升血小板药膳饮食处方。

（2）护理：①当血小板＜50.0×10^9/L会有出血危险，当血小板＜10.0×10^9/L时易发生脑出血、胃肠道及经期大出血。②护士应观察患者皮肤有无出血点、紫斑等，女性月经期观察出血量，操作时动作轻柔，减少有创操作，拔针后增加按压时间。③指导患者自我保护，避免剧烈运动、磕碰和情绪激动，纠正抠鼻、挖耳等不良习惯；避免进食坚硬食物，预防便秘。④必要时遵医嘱输注血小板和/或给予促血小板生长因子。

（三）神经系统毒性

化疗引起的神经毒性包括周围神经病变（chemotherapy-induced peripheral neuropathy，CIPN）和中枢神经病变。CIPN最为常见，发生率为30%～90%，常见症状表现为肢（趾）端麻木、腱反射减弱或消失。中枢神经病变发生率为5%～30%，表现为嗜睡、意识障碍、精神异常等，多为一过性。主要治疗药物包括长春碱类、奥沙利铂等。CIPN的高危因素包括高龄、肥胖、糖尿病、化疗间隔短、饮酒史、肝功能损害和遗传性神经病变等。CIPN分级依据NCI-CTC 5.0，见表5-6。

（1）预防：①化疗药物如奥沙利铂引起的神经毒性特点为遇冷加重，如吸入冷空气后会造成喉痉挛，用药期间应避免冷接触。②指导患者中药外洗和适当手足运动。

（2）护理：①1级CIPN采取相应预防措施。②2级及以上CIPN，影响日常活动的患者，应采取防跌倒措施，温度感觉异常者应防烫伤。可遵医嘱给予营养神经药物，采用针灸替代疗法。③用药期间还需严密观察中枢神经毒性反应，一旦出现，遵医嘱延迟、减量或停止化疗，并给予神经营养药物等对症处理。

表5-6 化疗所致CIPN分级标准（NCI-CTC 5.0）

条目	1级	2级	3级	4级	5级
感觉性神经病变	无症状；腱反射消失或感觉异常（包括刺痛觉），但不影响机体功能	感觉改变或异常（包括刺痛觉），影响肢体功能但不影响日常生活	感觉改变或异常（包括刺痛觉），影响日常生活	功能丧失	死亡
运动性神经病变	无症状。仅有诊查/检查发现的虚弱无力	伴影响机体功能但不影响日常生活，有症状的虚弱无力	伴影响日常生活的虚弱无力；步行时需要辅助（如手杖、步行器）	有生命危险；功能丧失（如麻痹）	死亡

（四）皮肤毒性

化疗药物相关性皮肤毒性发生率为18%～72%，主要包括脱发、手足综合征、皮疹、瘙痒、色素沉着等，其中脱发与手足综合征最为常见。

1. *化疗所致脱发（chemotherapy induced alopecia，CIA）* 平均发生率约为65%，严重程度与药物种类、剂量、联合用药、治疗周期等因素有关，出现在开始化疗后的2～4周。

（1）预防：由于低温状态下可减慢血流速度，降低药物对毛囊的损害，化疗时可预防性应用头皮冷疗，如冰帽、头皮冷疗装置等。

（2）护理：①可通过美容装饰帮助患者修饰形象，如佩戴假发、头巾、帽子等。②加强心理疏导，告知患者CIA的可逆性。化疗结束后1～3个月可再生新发，指导患者进行冥想放松、音乐疗法来缓解其心理压力。

2. *手足综合征（Hand-foot syndromes，HFS）* 是一种手掌、足掌感觉异常及以红斑为主的特异性皮肤综合征。HFS通常发生在化疗后3～6周，最初表现为手掌、足掌感觉异常和刺痛，后演变成灼烧痛和红斑，并伴水肿，严重时会起疱、脱皮和溃烂。CIPN分级依据NCI-CTC 5.0，见表5-7。

（1）预防：①目前尚无治疗HFS的规范方法，主要以预防为主。护理人员可指导患者使用10%尿素乳膏每日3次涂抹，保持皮肤湿润。②避免机械性刺激，如长时间散步、不穿袜子等。③接受卡培他滨治疗者可遵医嘱口服塞来昔布预防HFS。

（2）护理：①1级HFS可局部涂抹尿素霜和类固醇类药物，保持皮肤湿润，持续关注手掌与足掌皮肤的变化。②2级以上HFS还应控制疼痛，可局部使用麻醉药和非甾体抗炎药。

表5-7　HFS分级标准（NCI-CTC 5.0）

	1级	2级	3级
表现	无痛性轻微皮肤改变或皮炎（如红斑、水肿或过度角化）	痛性皮肤改变（如剥落、水疱、出血、皲裂、水肿、过度角化）；影响工具性日常生活活动	重度皮肤改变（剥落、水疱、出血、皲裂、水肿、过度角化），伴疼痛；影响自理性日常生活活动

（五）泌尿系统毒性

化疗引起的泌尿系统毒性轻度可为无症状性血清肌酐升高，重度可发展为急性肾衰竭。其中以顺铂最为明显，发生率高达28%～36%。环磷酰胺、异环磷酰胺等可引起出血性膀胱炎。泌尿系统的毒性风险除评估化疗方案外，还须评估高危因素，包括高龄、女性、肾小球滤过率低和使用肾素-血管紧张素系统抑制剂药物等。

（1）预防：①嘱患者在化疗前、中、后大量饮水，尿量维持在每日2000～3000ml。对高龄、既往心功能不全者，应少量多次饮水，避免一次饮用量过大而增加心脏负荷。②应用环磷酰胺、异环磷酰胺时，充分水化，遵医嘱给予尿路保护药。

（2）护理：①化疗期间应定期监测血肌酐、尿素氮等肾功能及电解质指标。②应用甲氨蝶呤的患者，遵医嘱应用碳酸氢钠碱化尿液，必要时给予四氢叶酸解救，监测尿pH和药物浓度。③无症状性血清肌酐升高，指导患者进食碱性利尿食物，如冬瓜、木瓜等新鲜水果蔬菜，避免高嘌呤饮食，如肉类、动物内脏等。④出现急性肾功能不全，应立即停药，必要时行透析治疗。

（六）心脏毒性

心脏毒性是化疗患者潜在的短期或远期并发症，临床表现为心肌损伤、心律失常、左心室功能障碍等，严重者可致心衰。心脏毒性风险主要与药物剂量、患者心脏功能等有关，临床还需评估患者既往有无高血压、基础心脏病、糖尿病等高危因素。

（1）预防：①鼓励患者戒烟，控制血压和血脂，积极进行风险因素干预。②严密监测患者有无心脏毒性反应，避免与其他心脏毒性药物联用。③当输注蒽环类药物时，可遵医嘱联合应用心脏保护药。

（2）护理：①用药后定期监测心功能，如心电图、超声心动图、心肌肌钙蛋白等。②一旦发生严重心脏毒性，立即停药，遵医嘱接受对症治疗。③个性化有氧运动对防治心脏毒性具有积极作用。

五、健康教育

（一）居家环境指导

居家环境舒适、温馨、安静、安全、洁净，温度、湿度适宜。每天至少开窗通风2次，避免对流风。减少不必要的走访、探视，避免去人群密集的地方。

（二）饮食指导

营造良好的进餐环境，指导患者少食多餐，清淡、易消化、营养素丰富的饮食，选择优质蛋白、新鲜蔬菜水果，禁忌饮酒，少食甜、腻、辣和油煎食品；少食含色氨酸丰富的食物，如香蕉、核桃和茄子等。口干患者可适量食用酸味食物，如柠檬、话梅等刺激唾液分泌。

（三）康复锻炼指导

化疗间歇期应鼓励患者进行适宜的活动锻炼，保持乐观情绪，养成良好生活习惯，做到劳逸结合。有氧运动能改善心血管健康状况，增强肌肉力量，缓解疲乏、焦虑和抑郁情绪，可依据体能状态、生活习惯指导患者进行慢跑、快走、游泳等运动。

（四）依从性教育

通过多途径向患者提供化疗相关知识信息，树立正确的认知，调动其主观能动性，使其积极参与治疗和康复中。对于记忆力差的患者，可借助随访日记、提示卡、短信、闹钟等多种方式提醒。老年人或儿童可邀请家属共同参与居家期间用药及康复管理，提高治疗依从性。

六、随访

化疗随访能及时了解患者的心理情绪、身体状况及用药不良反应等，针对性地给予专业指导，顺利完成全周期化疗，提高生活质量及治疗效果。随访内容包括服药情况、血化验指标、不良反应、饮食情况等，随访方式可采用短信、电话、互联网等。严格按照医嘱进行个性化复查随访，尽早发现是否有肿瘤的转移复发和新发肿瘤，及早干预处理。

第六章

食管癌放疗护理

第一节　食管癌放疗原则

一、概述

放疗是利用放射线如放射性同位素产生的α、β、γ射线和各类射线治疗机或加速器产生的X射线、电子线、质子束及其他离子束等治疗肿瘤的一种方法。放疗的作用是通过射线与瘤细胞间能量的传递，引起瘤细胞结构和活性改变，直接或间接损伤瘤细胞DNA，使其停止分裂，直至死亡。

放疗是食管癌的重要治疗手段之一。食管癌放疗常规推荐采用6MV X线，以三维适形放射治疗（three dimensional conformal radiotherapy，3DCRT）、调强放射治疗（intensity-modulated radiotherapy，IMRT）为基础的外照射，目前IMRT已作为临床首选。图像引导放疗（image guided radiotherapy，IGRT）、容积调强放射治疗（volumetric modulated arc therapy，VMAT）、螺旋断层放射治疗（tomo therapy，TOMO）等技术的发展，使放疗更加精准，不良反应更小。质子、重离子治疗食管癌仅有小样本的临床研究；食管癌后装腔内放疗不作为常规推荐，多为外照射的一种补充；放射性粒子植入主要应用于食管癌颈部和纵隔淋巴结转移放疗后复发的挽救性治疗及晚期食管癌的姑息性治疗。故本节主要针对食管癌外照射来进行阐述。

二、放疗适应证

食管癌放疗是其综合治疗的重要组成部分，主要包括根治性放疗、新辅助放疗、术后放疗及姑息性放疗。对于局部晚期且可手术的食管癌患者，通常推荐先行新辅助放化疗再进行手术，这一方案已成为标准治疗。而对于无法手术或选择不手术的局部晚期食管癌患者，同期放化疗提供了更好的疾病控制，是目前的首选治疗方法。

（一）根治性放疗

未发生远处转移的颈段食管癌或拒绝手术的非颈段食管癌患者；不可切除的$cT_{4b}N_{any}M_0$期食管癌患者；发生锁骨上区或腹膜后淋巴结转移的胸段食管癌患者；经多学科会诊，不能耐受手术或手术风险较大的患者，推荐行根治性同步放化疗。

（二）新辅助放疗

对于$cT_{is\text{-}2}N_{1\text{-}3}M_0$或$cT_{3\text{-}4a}N_{any}M_0$期，局部晚期食管癌拟行手术患者，推荐术前新辅助放化疗，以提高根治性切除率、病理学完全缓解率、局部肿瘤控制概率，进而改善术后长期生存。

（三）术后放疗

未接受过新辅助放化疗，术后经病理学评估为非根治性切除（R_1或R_2）的患者；未接受过新辅助放化疗的食管腺癌患者，虽为R_0切除但淋巴结阳性或$pT_{2\text{-}4a}$淋巴结阴性；未接受过新辅助放化疗的食管鳞状细胞癌患者，虽为R_0切除但淋巴结阳性或$pT_{3\text{-}4a}$淋巴结阴性，可考虑行术后辅助同步放化疗。

（四）姑息性放疗

术后局部复发、晚期食管癌合并食管梗阻、合并远隔脏器转移（肺、骨、脑等）、广泛性淋巴结转移等，可考虑行姑息性放疗，以缓解梗阻、压迫或疼痛，提高生活质量。

三、放疗禁忌证

1. 患者一般状况差，伴恶病质。
2. 心肺功能差或合并其他重要器官系统严重疾病，不能耐受放疗者。
3. 已有食管大出血或大出血先兆征象。
4. 食管瘘合并严重感染或穿孔征象非常明显。

四、放疗计划的制订

（一）模拟定位

1. 体位固定 食管癌放疗患者采取仰卧位，双臂伸直置于体侧或者双手交叉抱肘置于额前，双腿自然并拢，全身放松。颈段及食管上段患者建议头颈肩罩固定，中下段及食管胃交界癌可以选择体膜或真空负压袋或发泡胶进行体位固定，也可多种技术配合以提高体位可重复性和患者的舒适度。

2. CT模拟定位 通常情况下，定位前1周禁用含重金属的药物，定位时静脉造影行CT增强扫描。为避免对比剂可能导致的恶心、呕吐，定位前患者需空腹。食管下段及食管胃交界癌，或者需要照射胃左、腹腔淋巴结等的患者，为了减少胃部充盈大小造成的照射体积差异，则建议定位前及每次放疗前15分钟空腹定量服用清水或半流质饮食（粥、酸奶等）200ml。术后残胃位于纵隔的患者，不要充盈胃，以胃内无内容物时定位为佳。

（二）靶区勾画

靶区定位是确定治疗靶区的位置、范围，以及其与周围危及器官和正常组织之间的空间位置关系，为下一阶段的计划设计过程采集必要的解剖数据。

1. 根治性放疗

（1）大体肿瘤靶区（gross target volume，GTV）：包括原发肿瘤GTV（GTVp）及转移淋巴结GTV（GTVnd）。GTVp为食管病灶，GTVnd为影像学可见的转移淋巴结。

（2）临床靶区（clinical target volume，CTV）：根治性放疗推荐选择性淋巴结照射，但越来越多的证据支持基于现代影像的累积野照射。选择性淋巴结照射时，除食管原发病灶和转移淋巴结区外，尚需包括淋巴结转移率较高的相应淋巴引流区域，颈段食管癌可考虑行颈部和上纵隔淋巴引流区域的预防性照射；胸上段食管癌可考虑行锁骨上区域的预防性照射；胸下段食管癌可考虑行腹腔淋巴结的预防性照射。

（3）计划靶区（planning target volume，PTV）：在CTV各方向外放5mm，纵向外放可至8～10mm，具体数据可根据医院摆位质控数据和图像引导方式确定。

2. 新辅助放疗 目前国际上尚无专门针对新辅助放疗靶区的规定，建议依据根治性放疗照射原则。勾画靶区时需考虑后续手术切除时吻合口的位置，应尽量避免吻合口位于照射野内，从而降低吻合口瘘的发生率。

3. 术后放疗 术后放疗CTV为双侧锁骨上区及上纵隔区。如果为胸上段食管癌或上切缘≤3cm者，建议包括吻合口。如果为下段食管癌且淋巴结转移≥3枚，采用单一放疗时，建议包括腹腔淋巴结区。

（三）处方剂量

1. 根治性放疗 根治性同步放化疗总剂量为50～60Gy，常规分割，单次剂量1.8～2.0Gy。剂量可酌情降至50～54Gy，目前国内单位多数采用60Gy，有条件的单位可采用同步加量技术。单纯放疗者可采用高剂量放疗，放疗剂量为60～70Gy，常规分割。

2. 新辅助放疗 术前新辅助放疗总剂量为40.0～50.4Gy，常规分割。

3. 术后放疗 R0术后放疗总剂量为45.0～50.4Gy，R1/R2术后放疗总剂量为50～60Gy，常规分割。

（四）危及器官

食管癌放疗危及器官主要包括脊髓、肺、气管、心脏、肝、胃、小肠、肾等。当受照射剂量超过正常组织器官的限制剂量时，不良反应发生率也随之增高。危及器官的限制剂量推荐：脊髓D_{max}≤45Gy；双肺D_{mean}＜14～16Gy，V20≤28%，同步放化疗者V20≤25%，已行免疫药物治疗的患者肺受量尽量低；气管D_{max}≤70Gy，并避免热点剂量（≥110%处方剂量）落入气管壁；心脏D_{mean}＜26Gy，V30＜40%；肝D_{mean}＜30Gy，V30＜30%；胃D_{max}＜55～60Gy，V40＜40%；小肠D_{max}＜55Gy，V40＜40%；双肾V20＜30%。

（五）计划验证

1. 几何位置验证 开展IGRT技术可以保证治疗位置的准确性，即在分次治疗摆位时和/或治疗中采集图像和/或其他信号，并与参考图像进行配准，以判定患者摆位误差，并根据摆位误差进行移床修正或调整计划，引导此次治疗和/或后期分次治疗。目前图像引导技术主要包括电子射野影像系统、锥形束CT、超声、MRI和PET-CT等引导技术。

2. 剂量学验证 验证患者实际受照剂量是否与计划内计算剂量一致。

第二节　食管癌放疗整合护理

一、放疗前护理

（一）心理护理

心理护理贯穿于放疗的整个过程。对首次进行放疗的患者，应耐心做好解释工作，提供通俗易懂的放疗宣教知识，让其熟悉放疗环境，观摩放疗过程。放疗中，患者会因各种不良反应引起不适、痛苦，护士应针对性地宣教、疏导及解释，提供成功案例，争取患者及其家属的积极配合，使患者尽快消除紧张、恐惧、悲观心理，从而使其顺利完成放疗。

（二）营养管理与饮食指导

放疗所致的放射性食管炎等并发症，会影响营养物质的摄入、消化、吸收和代谢，会导致营养不良的发生或营养状况的恶化。营养不良又反过来会对放疗患者造成不良影响。因此，应让患者及其家属认识到营养治疗对放疗的重要性，以积极配合并参与放疗的营养管理。

1. 放疗前营养评估　食管癌放疗患者应在“围放疗期”即放疗前、放疗中和放疗后进行全程营养管理。放疗前常规进行营养风险筛查（推荐采用NRS 2002）和营养评估（推荐采用PG-SGA），并根据评估结果，选择是否需要进行营养治疗，以及营养治疗和放射治疗的联合方式。

2. 饮食指导　高蛋白、高维生素、高脂肪、低碳水化合物饮食。戒烟、戒酒，避免辛辣、腌制、烧烤、油炸、过冷、过热的食物。以软食、半流食为主，烹制可采取煮、烧、蒸的方法，尤其对于吞咽困难的患者，指导患者少量多餐，细嚼慢咽。

（三）个人准备及生活指导

准备宽大柔软的纯棉内衣，避免贴身穿化纤、毛料、紧身弹力服装，上衣最好是低领开襟的，尤其是颈段食管或颈部淋巴结放疗的患者。放疗期间做好个人卫生清洁工作，如勤换内衣，按时洗澡，用温和的沐浴液清洗。做好口腔卫生，剪短指甲，保持会阴部清洁，适当运动，睡眠充足，保持良好的生活习惯。

（四）放疗前特殊注意事项

定位结束后，嘱患者保持定位标记清楚，及时联系医生补画，切记不可私自涂改；增强扫描使用对比剂者，嘱多饮水。放疗时嘱其取下金属物品和饰品，如金属纽扣、金属腰带扣等。为保证放疗效果的精准性，告知患者不能变换体位，如有不适，可手势示意。同步放化疗或使用放疗增敏药时，护士应合理安排用药时间。

二、放疗期间的护理

（一）营养管理与饮食指导

1. 营养评估　急性放射损伤是放疗期间患者营养不良的危险因素。因此，应对患者进行PG-SGA评分和急性放射损伤分级的综合评估之后再行合理、规范的营养治疗。每周至少评估1次，以便及时调整营养方案。

2. 营养治疗的途径和通路　营养治疗方式应遵循“五阶梯模式”，对于颈段食管癌患者，由于其解剖位置的特殊性易导致放射性黏膜炎等，需长期人工喂养且鼻饲管可能对鼻咽、口腔及食管黏膜造成一定的损伤，可优先考虑经皮内镜下胃/空肠造瘘术（percustanous endoscopic gastrostomy/jejunostomy，PEG/PEJ）进行营养治疗。在肠外营养通路的选择上，应尽可能避开放疗的照射野作为穿刺部位，以减少皮肤不良反应对肠外营养管的影响，如颈部放疗时避免留置颈静脉导管，胸部放疗时避免留置锁骨下静脉导管等。

3. 饮食指导　食管癌放疗患者能量目标推荐为25～30kcal/（kg·d），蛋白质推荐量一般患者1.2～1.5g/(kg·d)，对于严重营养不良患者，推荐1.5～2.0g/(kg·d)，对于并发恶病质的患者可提高到2.0g/（kg·d)。放疗过程中需要根据肿瘤负荷、应激状态和急性放射损伤个性化给予营养并行动态调整，高蛋白质营养≥2.0g/（kg·d）有助于缓解放射性损伤程度，加快损伤修复，改善营养状况。同时，对于食管放疗患者应关注放射性食管炎的饮食护理。

（二）皮肤护理

放疗期间，每日动态评估患者照射野皮肤变化情况。做好皮肤常规护理，指导患者保持放疗区皮肤清洁干燥；可使用温水和中性肥皂每日清洗皮肤，并使用干净、柔软的棉质毛巾轻轻擦干；避免穿着紧身衣物，推荐低领、宽松、柔软的织物或棉质衣物；照射野皮肤避免冷、热刺激，禁用碘伏、医用酒精等刺激性液体擦拭，避免使用胶带和黏合剂，经常修剪指甲，避免搔抓；避免过度日晒，外出时可打伞或戴遮阳帽。

（三）放疗并发症的护理

在对肿瘤的放疗中，不管治疗靶区如何优化都不可避免地会在一定程度上涉及正常组织，引起一些不良反应。食管癌放疗常见不良反应包括全身不良反应、骨髓抑制、放射性皮肤损伤、放射性食管炎、放射性气管炎、放射性肺损伤、放射性心脏损伤等，放射性脊髓损伤由于精确放疗的开展而极少发生。放疗并发症的护理是放疗不良反应的预防与治疗中重要的环节之一。

1. 全身不良反应　表现为一系列的功能紊乱与失调、精神不振、身体衰弱、疲乏倦怠，还会出现恶心、呕吐、食欲减退、食后胀满、腹痛、腹泻等消化道症状等。轻微者可不做处理，重者应及时治疗。调整患者饮食，加强营养，全身给予支持疗法，也可结合中医中药治疗提高机体抗病能力。指导患者大量饮水或输液增加尿量，以减轻全身放疗反应。此外，有些患者思想紧张也会加重这些不适，护士应安慰并鼓励和帮助患者，有效提高患者对放疗的适应性及整体舒适度。尤其对于消化道反应严重者，放疗中应随时评估患者恶心、呕吐发生的时间和次数，有无脱水表现，给予对症口服用药处理，流质或半流质清淡饮食，少量多餐；严重者及时输液，纠正水、电解质紊乱。

2. 骨髓抑制

（1）临床表现：放疗过程中会出现不同程度的骨髓抑制，临床中常见中性粒细胞、白细胞和血小板降低，血红蛋白降低出现较晚。中性粒细胞、白细胞降低的主要症状是乏力、发热；血小板降低表现为皮肤出现瘀点或瘀斑、牙龈出血、鼻出血、血尿、黑便等；头晕、乏力、心悸、气短等是贫血征象。

（2）分级标准：可参照WHO骨髓抑制分级标准（表6-1）。

表6-1　WHO骨髓抑制分级标准

项目	0级	Ⅰ级	Ⅱ级	Ⅲ级	Ⅳ级
白细胞（$\times10^9$/L）	≥4.0	3.0～3.9	2.0～2.9	1.0～1.9	＜1.0
中性粒细胞（$\times10^9$/L）	≥2.0	1.5～1.9	1.0～1.4	0.5～0.9	＜0.5
血小板（$\times10^9$/L）	≥100	75～99	50～74	25～49	＜25
血红蛋白（g/L）	≥110	95～109	80～94	65～79	＜65

（3）治疗与护理：应每周查血常规1～2次，并密切观察患者的临床表现。

若体温高于38℃，白细胞计数低于3×10^9/L、中性粒细胞计数低于1.5×10^9/L、血小板计数低于10×10^9/L或放疗反应严重者，应遵医嘱暂停放疗，并给予升血、抗炎等处理，注意防感染及出血，必要时输注血制品。注意室内通风，保持空气新鲜，做好个人防护；保持口腔卫生及皮肤清洁，避免皮肤破损；Ⅳ度骨髓抑制时给予保护性隔离，每日对房间进行空气消毒。

3. 放射性皮肤损伤 是由于放射线照射引起的急性或慢性皮肤黏膜炎症性损害，通常以90天为界，分为急性放射性皮肤损伤及慢性放射性皮肤损伤。

（1）临床表现：急性放射性皮炎发生在放疗开始后2～4周，也可在数小时内出现，轻症表现为灼热、瘙痒、疼痛、色素沉着、干性或湿性脱皮、红斑，重则出现水肿、溃疡、出血、局部感染等，一般会在停止放疗后1个月内痊愈。慢性放射性皮炎出现在放射线照射后数月至数年，主要表现为皮肤萎缩、色素沉着、硬结性水肿、迟发性溃疡、增厚、纤维化等。

（2）分级标准：通常参照美国肿瘤放射治疗协作组织（Radiation Therapy Oncology Group，RTOG）分级标准（表6-2）。

表6-2 放射性皮肤损伤分级标准（RTOG）

项目	0级	Ⅰ级	Ⅱ级	Ⅲ级	Ⅳ级
急性放射性皮肤损伤	无变化	滤泡样暗色红斑/脱发/干性脱皮/出汗减少	触痛性或鲜红色红斑，片状湿性脱皮/中度水肿	皮肤皱褶以外部位的融合的湿性脱皮，凹陷性水肿	溃疡，出血，坏死
慢性放射性皮肤损伤	无变化	轻微的萎缩，色素沉着/些许脱发	片状萎缩/中度毛细血管扩张/全部头发脱落	显著的萎缩/显著毛细管扩张	溃疡

（3）预防：放疗前评估患者发生放射性皮肤损伤的危险因素，如有无肥胖、营养不良、合并糖尿病或自身免疫病、长期日晒、联合化疗或靶向药等，不推荐无危险因素的患者放疗前常规使用放射皮肤保护剂；对有高危因素的患者，可遵医嘱使用低至中效糖皮质激素、橄榄油、重组人粒细胞巨噬细胞集落刺激因子（granulocyte-macrophage colony stimulating factor，GM-CSF）等预防放射性皮肤损伤的发生。做好皮肤常规护理措施。

（4）治疗与护理：食管放疗患者放射性皮炎多为Ⅰ级或Ⅱ级，出现放射性皮炎时按分级进行处理。放射性皮炎为Ⅰ级时，继续预防措施，禁止搔抓皮肤，可轻拍减轻瘙痒，必要时遵医嘱用药；放射性皮炎为Ⅱ级或Ⅲ级时，避免在皮肤开放伤口擦洗、使用肥皂；出现湿性脱皮时，根据评估选择合适的敷料，如磺胺嘧啶银敷料、表皮生长因子敷料，宜选用非粘贴性敷料，根据渗出程度选择更换频率；观察继发感染征象，可疑感染时，建议留取伤口拭子，查血常规，必要时行血培养，遵医嘱局部或全身使用抗生素治疗；严重者暂停放疗。慢性放射性皮炎的治疗以对症处理为主。

4. 放射性食管炎（radiation-induced esophagitis，RE） 是食管受到放射性损伤而产生的非特异性炎性反应。几乎所有食管放疗患者均可出现不同程度的食管炎，一般将开始放疗后90天内发生的食管炎性反应定义为急性放射性食管炎（acute radiation-induced esophagitis，ARE），90天后出现的放射反应为晚期放射性食管炎（late radiation-induced esophagitis，LRE）。

（1）临床表现：ARE通常发生在总剂量20～40Gy时，主要原因为食管黏膜的充血、水肿、渗出及糜烂，最初表现为吞咽异物感，随后出现进食或吞咽唾液时疼痛，再逐渐演变为与吞咽无关的持续性胸骨后疼痛，严重者可出现胸部剧痛、呛咳、呼吸困难、恶心、呕吐等症状，出现脱水、营养不良、电解质紊乱或体重下降，少数极重者可能出现食管出血、穿孔、食管气管瘘或食管主动脉瘘等。LRE多见于放疗结束3个月后，也有患者会出现在放疗结束后1年，常表现为纤维化、肌层损伤或神经损伤，引起食管狭窄或动力改变而继发吞咽困难，或慢性溃疡引起的吞咽疼痛。若患者出现剧烈胸背痛、发热和白细胞计数增多，应警惕食管瘘或穿孔的出现。

（2）分级标准：通常参照RTOG分级标准（表6-3）。

表6-3　RE分级标准（RTOG）

项目	0级	Ⅰ级	Ⅱ级	Ⅲ级	Ⅳ级
急性放射性食管炎	无变化	轻度吞咽困难或吞咽疼痛/需麻醉性镇痛药/需进流食	持续的声嘶但能发声/牵涉性耳痛、咽喉痛、片状纤维性渗出或轻度喉咙水肿，无需麻醉药/咳嗽，需镇咳药	讲话声音低微/牵涉性耳痛、咽喉痛，需麻醉药/融合的纤维性渗出，明显的喉水肿	明显的呼吸困难、喘鸣、咯血/气管切开或需要插管
晚期放射性食管炎	无变化	轻度纤维化/轻度吞咽固体食物困难、无吞咽疼痛	不能正常进固体食物/可进半固体食物/可能有扩张指征	重度纤维化/仅能进流食/可有吞咽疼痛/须扩张	坏死/穿孔/瘘

（3）预防：应根据患者的病情及分期，选择合适的放射治疗技术、剂量及分割模式；放疗前综合评估患者RE的发生风险，如有无营养不良、合并糖尿病

或食管糜烂等、联合化疗或靶向或免疫药物等。对低风险者，定期检查其食管情况，积极处理内科疾病，对中、高风险患者应用药物预防，如氨磷汀、GM-CSF、谷氨酰胺、TNF-α和γ-干扰素等细胞因子，增加患者食管检查频次。预防性护理干预措施，如营养及饮食护理，能有效减轻及控制食管癌患者食管黏膜炎的发生和发展。

（4）治疗与护理

1）对于ARE的患者，首先消除患者误认为病情加重的思想负担，解释好原因。指导患者做好口腔护理，早晚刷牙，饭后漱口。戒烟、戒酒，禁食咖啡、辛辣刺激等食物，少食多餐，避免吃大块、黏性食物，以免停滞在食管表面形成梗阻。推荐以下软食或半流食：肉汤、鸡汤、熟鸡丝、肉丝、鱼片；蒸蛋羹、蛋花汤；牛奶、酸奶；豆浆、豆腐脑、豆腐汤；鲜果汁果泥，如西瓜、香蕉；菜汤、菜泥、西红柿汁；各种粥、面条、馄饨等。放疗前半小时勿进食，可以在放疗前喝杯酸奶保护食管。每次进食后饮温开水适量，以冲洗食管，减少食管残渣，保持坐位或半卧位1～2小时。食物温度不宜过烫或过凉，以38～40℃为宜，避免加重食管黏膜损伤。放疗期间鼓励患者多饮水，每天2000～3000ml，以增加尿量，使因放疗所致肿瘤细胞大量破裂、死亡而释放出的毒素排出体外，减轻全身放疗反应。必要时遵医嘱应用表面麻醉药利多卡因、以维生素B_{12}为主的口服溶液、糖皮质激素、抗炎药、镇痛药、抑酸药、黏膜保护剂、GM-CSF、营养药物、中药等治疗。对于反应严重者，建议尽早采用鼻饲等肠内营养，必要时可行胃造口术，以维持营养和体力，保证治疗的连续性。

2）对于LRE的患者，发生食管狭窄可行食管扩张术，食管狭窄、穿孔及气管食管瘘的患者可行食管支架植入术，其在一定程度上可以提高晚期食管癌患者的生活质量，但要注意观察有无胸痛、支架移位及堵塞、胃食管反流、出血、穿孔等并发症。

5. 放射性气管炎 多数表现为刺激性干咳或痰不易吐出。症状轻者无须处理，咳痰明显或咳嗽影响休息者可行雾化吸入，协助排痰，遵医嘱使用镇咳药。

6. 放射性肺损伤（radiation-induced lung injury，RILI） 指由于一定体积的正常肺组织受到一定剂量照射后所产生的一系列病理生理变化，导致急性渗出性或组织纤维性改变，最终影响到患者的呼吸功能。通常，RILI早期表现为放射性肺炎（radiation pneumonitis，RP），放射性肺纤维化则往往为晚期发生事件。

（1）临床表现：急性放射性肺炎通常发生于放疗后2～6个月，少数也可能发生于放疗后2～3周。主要表现为发热（多为低热）、咳嗽（多为刺激性干咳）、胸痛和呼吸困难等，但也有一部分患者只有影像学改变而无临床症状。胸部X线或CT检查示与照射范围一致的弥漫性片状密度增高影或条索样改变，且不按肺野或肺段等解剖结构分布。放射性肺纤维化发展缓慢，时间跨度数月至数年，镜下表现与RP差异明显，但临床症状也主要为咳嗽及气短。典型的肺纤维化是进行性不可逆的，放疗2年后会相对稳定，最终遗留不同程度的肺功能损伤。

（2）分级标准：参照美国国家癌症研究所制定的常见不良反应事件评价标准（common terminology criteria for adverse events，CTCAE）5.0分级标准（表6-4）。

表6-4 RILI分级标准（CTCAE 5.0）

项目	Ⅰ级	Ⅱ级	Ⅲ级	Ⅳ级	Ⅴ级
放射性肺炎	无症状，临床检查时发现，无需治疗	有症状，需要治疗，影响工具性日常生活活动	有严重症状，影响个人日常生活活动，需要吸氧	危及生命的呼吸障碍，需要紧急处理（如气管切开或插管）	死亡
放射性肺纤维化	放射性肺纤维化＜25%的肺体积伴有缺氧	存在肺动脉高压证据；放射性肺纤维化为25%～50%伴有缺氧	重度缺氧；存在右心衰竭证据；放射性肺纤维化为＞50%～75%	危及生命（如血流动力学或肺部并发症），辅助通气插管，放射性肺纤维化为＞75%伴重度蜂窝样改变	死亡

（3）预防：RILI重在预防，主要通过精确勾画靶区，优化放疗计划，尽量降低正常肺组织受照剂量和体积，尤其对于高龄、吸烟、有肺部基础疾病、糖尿病、病变位于下肺且范围广泛或放疗前接受多周期化疗或联合免疫治疗等患者，应正确评价后制订合理的治疗计划。

（4）治疗与护理

1）对于放射性肺炎的患者，应注意室内通风，减少探视，避免感冒；控制室内温度、湿度，避免过于干燥，不利于呼吸道湿化，促进痰液排出；制订预康复计划，给予戒烟指导及肺功能训练；可睡前温水足浴，按摩足底肺部反射区，改善肺功能；同时密切观察有无气促、胸闷、呼吸困难等症状，注意呼吸、血氧饱和度的监测，皮肤和甲床颜色等的观察。症状明显时，遵医嘱口服或静脉应用糖皮质激素，给予镇咳、祛痰、抗炎、吸氧等对症处理，必要时辅助通气。

2）肺纤维化通常是不可逆的，以预防为主。应积极治疗放射性肺炎，减少诱发因素，指导患者坚持呼吸功能和有氧运动训练。

7. 放射性心脏损伤 是放疗后一系列心血管并发症的统称，主要包括无症状心肌缺血、心律失常、心包炎、心绞痛、心肌梗死、缺血性心力衰竭等。

（1）临床表现：放射性心脏损伤潜伏时间长，可在放疗结束后1年内发生，也可能在治疗后数年或数十年内发生。大多数受损的患者只是亚临床无症状状态，有症状的放射性心脏损伤通常是一个晚期发生事件。

（2）分级标准：通常参照RTOG分级标准（表6-5）。

表6-5 放射性心脏损伤分级标准（RTOG）

项目	0级	Ⅰ级	Ⅱ级	Ⅲ级	Ⅳ级
急性放射性心脏损伤	无变化	无症状但有客观的心电图变化证据；或心包异常，无其他心脏病证据	有症状，伴心电图改变和影像学上充血性心力衰竭的表现，或心包疾病/无须特殊治疗	充血性心力衰竭，心绞痛，心包疾病，对治疗有效	充血性心力衰竭，心绞痛，心包疾病，心律失常，对非手术治疗无效
晚期放射性心脏损伤	无变化	无症状或轻微症状一过性T波倒置和ST改变，窦性心动过速＞110次/分（静息时）	轻微劳动时心绞痛，轻度心包炎，心脏大小正常，持续不正常T波和ST改变，QRS低	严重心绞痛，心包积液，缩窄性心包炎，中度心力衰竭，心脏扩大，心电图正常	心脏压塞/严重心力衰竭/重度缩窄性心包炎

（3）防治及护理：心脏受照射体积和照射剂量是最重要的影响因素，吸烟、高血压、血脂异常、肥胖、糖尿病等会增加放射性心脏损伤的发生率，对患者全面评估，制订合理的放疗计划，优化放疗技术，控制受照射体积和剂量，对放射性心脏损伤有积极的作用。因放射性心脏损伤随照射时间延长发生风险明显增加，应指导患者在放疗结束后长期进行心血管疾病随访及监测。放射性心脏损伤以预防为主，缺少有效、特异的治疗方案，治疗原则为抗炎、抗血栓及营养心肌治疗，应指导患者居家期间避免吸烟、饮酒、病毒感染、情绪焦虑、久坐不动等诱发因素，如有不适，及时就医。

8. 放射性脊髓损伤 较少发生，分为急性放射性脊髓损伤和迟发性放射性脊髓损伤。

（1）临床表现：急性放射性脊髓损伤通常发生在放疗结束后的1～6个月，可持续数月到1年，通常是可逆的，表现为单侧感觉异常、麻木、行动迟缓、下肢无力或本体感觉下降，特征性表现是莱尔米特（Lhermitte）征，即颈部做屈曲动作时从脊柱向四肢蔓延的触电感觉。迟发性放射性脊髓损伤是最严重的放疗并发症之一，常发生在放疗后1～2年之后，通常是不可逆的，常伴有下肢麻木或感觉迟钝，可能会逐渐加重至偏瘫或瘫痪。

（2）分级标准：通常参照CTCAE 5.0分级标准，见表6-6。

表6-6　放射性脊髓损伤分级标准（CTCAE 5.0）

Ⅰ级	Ⅱ级	Ⅲ级	Ⅳ级	Ⅴ级
无症状；轻微的症状（巴宾斯基反射阳性或Lhermitte征）	中度虚弱或感觉丧失，使用工具能力受限	重度虚弱或感觉丧失，影响个人日常生活活动	危及生命，需要紧急治疗	死亡

（3）防治与护理：放射性脊髓损伤的危险因素包括年龄、照射部位、照射体积和剂量、既往放疗史、是否联合化疗等，应根据评估制定较为严格的剂量限制，并利用先进的放疗技术，较为准确地控制实际照射剂量。放射性脊髓损伤主要治疗方法是使用激素，但疗效有限，此外联合应用肝素和华法林、高压氧治疗可能改善症状。

三、放疗后护理

1. 心理护理　继续做好患者的心理疏导，使患者保持情绪稳定，能正确对待疾病，学会自我调节不良情绪，保持乐观，对生活充满信心，指导患者从事适当活动，避免体力和精神的过度疲劳，提高生活质量。

2. 皮肤护理　继续保护照射野皮肤至少1个月，避免外伤、感染，以免诱发皮肤溃疡、坏死。

3. 营养管理与饮食指导　放疗结束后，因肿瘤未完全消退，加之放疗并发症如放射性食管炎、食管良性溃疡和瘢痕狭窄等原因仍会造成营养不足，因此，仍需要进行定期营养监测和随访。评估内容包括PG-SGA评分、RTOG放射损伤分级和营养摄入量、体重变化、血红蛋白、前白蛋白等营养指标。对于存在营养不良的患者，给予家庭营养治疗。

4. 肺功能训练　放疗后应根据患者肺功能情况，在呼吸康复治疗师的指导下继续进行个性化呼吸功能训练，注意循序渐进，持续监测并动态调整。方法包括缩唇呼吸、腹式呼吸、借助呼吸训练器训练、呼吸操、与全身有氧和抗阻运动训练联合进行，如步行、骑自行车、爬楼梯、慢跑等。

5. 远期并发症的观察与指导　放疗远期并发症一旦出现可造成永久性的损伤，因此，远期不良反应的管理和监测尤其重要。食管放疗患者应注意观察有无慢性放射性皮肤损伤，食管狭窄、出血、穿孔及食管气管瘘，放射性肺纤维化，放射性心脏损伤及放射性脊髓炎等远期并发症的表现，如有异常，请及时就诊。

6. 随访　应根据患者情况和肿瘤分期制定个性化、人性化的随访方案。放疗患者出院后1个月随访1次，3个月后无特殊情况每3个月随访1次；2年后每6个月随访1次；5年后每年随访1次，如有病情变化可根据实际情况调整随访频率。随访内容包括血液检查、全身骨扫描、病灶部位的影像学检查、全身PET等检查；肿瘤消退情况；复发情况；远处转移情况；并发症与后遗症；功能康复状况；患者的心理社会适应水平。给予患者健康指导，提供居家护理及疾病相关知识，预防放疗后并发症，提高肿瘤患者放疗后心理社会适应能力，恢复个体、家庭、社会功能，改善生存质量。

第七章

食管癌免疫治疗和靶向治疗护理

第一节　食管癌免疫治疗护理

一、概述

免疫系统逃逸是癌症的主要发病机制之一。肿瘤免疫治疗是利用人体的免疫系统，通过外源性干预重启并维持肿瘤免疫循环，重塑肿瘤免疫微环境，增强或恢复机体正常的抗肿瘤免疫反应，从而杀伤和控制肿瘤的一种治疗方法，其已成为继手术、放疗、化疗等传统疗法后肿瘤治疗领域的新突破。

二、食管癌免疫治疗机制及分类

食管癌免疫治疗中，程序性细胞死亡蛋白-1（programmed cell death 1，PD-1）、细胞毒性T淋巴细胞相关抗原4（cytotoxic T lymphocyte associated antigen-4，CTLA-4）这两种免疫检查点抑制剂（immune checkpoint inhibitors，ICIs）在临床应用最为广泛。

1. PD-1 ICIs　PD-1又称CD279，是一种在多种免疫细胞中表达的单体糖蛋白。PD-1 ICIs能阻断PD-1与配体PD-L1结合，进而促进T细胞活化，增强控瘤免疫应答，抑制肿瘤细胞生长。食管癌治疗中常用的PD-1 ICIs包括纳武利尤单抗、帕博利珠单抗等。

2. CTLA-4 ICIs　CTLA-4又称CD152，是由CTLA-4基因编码的一种跨膜蛋白，与抗原提呈细胞表面的B7-1和B7-2结合后，能抑制T细胞活化。CTLA-4 ICIs可阻断CTLA-4而增强T细胞活性，激活抗肿瘤免疫，发挥控瘤效应。食管癌治疗中常用的CTLA-4单抗为伊匹木单抗。

三、免疫治疗评估

（一）患者整体评估

1. 评估患者主观意识和身体情况　包括患者意识状态、生命体征、自理能力，了解患者对疾病诊治的接受程度和配合程度。

2. 体格检查　包括查看患者皮肤黏膜、呼吸功能、循环功能、神经肌肉功能、营养状态，询问排泄情况，测量身高和体重。

3. 病史询问　了解患者有无特异性自身免疫病、内分泌疾病、感染性疾病，询问有无过敏史、家族史、妊娠史，了解患者既往史，如有无接受过抗肿瘤治疗等。

4. 相关实验室检查及影像学检查　各项血液检查指标，如血常规、电解质、肝肾功能、凝血功能等，以及各项疾病筛查、心电图、心肺功能、吞咽功能、胸腹部CT或MRI检查等。

5. 评估静脉通路条件　对于已留置中心静脉导管者，评估导管的穿刺点是否正常、周围皮肤及敷料情况，评估导管的通畅性；对于无静脉通路者，评估静脉穿刺的条件，如患者血管、穿刺部位皮肤情况，避开瘢痕、炎症、硬结、静脉瓣、关节等部位，评估患者静脉通路类型选择和接受程度。

6. 家庭经济状况　了解患者的家庭背景、收入情况、社会支持、经济负担、医保支付方式等，并结合患者需求提供咨询方式或社会信息支持，尽可能帮助患者减轻经济压力和心理负担。

（二）免疫治疗用药评估

1. 用药前评估　主要包括药物安全性评估和给药前风险识别。检查药品的名称、规格、性状、有效期、外观完整性，查对配制的浓度、剂量、溶媒，给药的时间、方法和途径，了解药物之间的配伍禁忌和相互作用，严格掌握给药顺序。给药前风险识别：询问患者既往用药史和不良反应，判断是否为适应证给药；识别特殊人群，包括自身免疫病、病毒或结核感染者、接受实体器官移植或干细胞移植、胸腺上皮肿瘤、体能状态（performance status）≥2分，脏器功能不全、老年人、儿童、疫苗接种者及妊娠女性等，这类患者用药需谨慎。

2. 药物有效性评估　参考实体瘤免疫治疗疗效评价（immunotherapy response evaluation criteria in solid tumor，irRECIST）标准进行疗效评估。

3. 药物不良反应监测　ICIs治疗相关不良反应（immune checkpoint

inhibitors immune-related adverse effects，ICIs-irAEs）分为常见毒性反应和罕见毒性反应，常见毒性反应包括皮肤、胃肠道、内分泌、肺、骨关节与肌毒性和肝毒性反应；罕见毒性反应包括心脏、血液、神经和眼毒性反应。当出现上述不良反应时应如实记录，积极处理。

四、免疫治疗整合护理

（一）环境管理

1. ICIs存放要求　低温储存，冷链运输。ICIs为大分子蛋白质类药物，稳定性易受环境温度、光照、振动等影响，须原盒包装2～8℃避光保存，药液的原液与稀释液均不得冷冻和振荡。

2. 药物配制要求　宜在层流安全柜内配制，注意无菌操作，抽取时动作轻柔，避免振荡产生泡沫；药物应现用现配，配制前提前取出药瓶，室温（20～25℃）下复温15～30分钟；配制后观察药液有否悬浮颗粒和变色，确认无异常应立即使用；如未及时使用，需2～8℃冷藏避光保存不超过24小时或室温下最多保存4～8小时（药品自冰箱中取出至输液完毕的时间），具体保存时间参考各药品说明书。

3. 病房环境　保持病房内适宜的通风、合适的温度和光线，并控制噪声，床间距合理，确保病房环境舒适、安全、清洁。

4. 终末处置　剩余药液连同原包装瓶应按照各医疗机构制定的相关规定集中处置；尽量避免药品在环境中释放，不得将药品丢弃于下水道或生活垃圾中。

（二）心理社会支持

良好的心理护理是保证治疗取得成功的重要条件。免疫疗法是近年来新兴的治疗方法，患者及其家属要花更多的时间来接受和认可它。医护人员应耐心解答患者及其家属的疑问，提供相应的健康宣教资料。对于首次治疗的患者，首先，要向其全面介绍治疗流程，讲明可能出现的不良反应，让患者心理上有所准备。其次，可介绍前期接受同样治疗的患者，组织他们在一起进行交流，以现身说法解除患者的顾虑和紧张情绪。

（三）治疗给药护理

首先，合理安排用药顺序与输注时间。ICIs采用静脉输注方式给药，不得静脉推注。首次输注时，速度宜慢，输注时间≥30分钟。输注前后1小时内，尽量不输注其他药物；与化疗药联用时应先用此类药物，间隔至少30分钟；当纳武利尤单抗与伊匹木单抗联用时，应分开输液管路，优先输注纳武利尤单抗，用药前后应用生理盐水或5%葡萄糖溶液冲洗输液管路。其次，合理选择用药工具。根据药品说明书要求选择合适的输液器，如适宜过滤孔径的无菌、无热源、低蛋白结合输液器等，以正确用药途径安全给药。

（四）免疫治疗常见不良反应的观察与护理

1. 皮肤相关不良反应　一般发生在初始治疗的2～8周，为最常见的不良反应。表现为皮疹、瘙痒、反应性皮肤毛细血管增生症、白癜风和苔藓样反应，个别可能会出现严重的致命性皮肤病学反应，其中瘙痒和皮疹最为常见。

（1）瘙痒和皮疹的护理：G1级或G2级反应可继续或暂停ICIs治疗，遵医嘱给予口服抗组胺药或局部外用糖皮质激素；增加皮肤护理强度，建议使用凡士林或含有神经酰胺和酯类的保湿霜，局部冷敷或涂抹有凉爽作用的薄荷或樟脑制剂；避免阳光直晒，外出时应严格做好物理防晒；避免热水洗浴；保持皮肤干爽，避免出汗，如休息与运动时注意周围环境温度适宜。G3级或G4级反应须暂停ICIs治疗，用大剂量糖皮质激素，加强皮肤护理，对严重瘙痒者遵医嘱使用止痒药物，必要时转诊皮肤科。

（2）反应性皮肤毛细血管增生症：从形态学表现大致可分红痣型、珍珠型、桑葚型、斑片型和瘤样型5种，其中以红痣型和珍珠型多见，发生部位以躯干、颜面部为主，眼睑、鼻腔及口腔处少见。

（3）护理措施：告知患者一旦发现不良反应应第一时间告知医护人员，避免抓挠或摩擦，可用纱布保护易摩擦部位以免出血；破溃出血者可采用局部压迫止血；必要时可采取激光或手术切除等方式局部治疗；并发感染时应予抗感染治疗；反应性皮肤毛细血管增生症也可发生在内脏器官，应做好宣教，必要时需行粪便隐血、内镜或影像学检查。

2. 消化道不良反应

（1）主要表现：腹泻、结肠炎，甚至出现结肠扩张、肠梗阻或肠穿孔等严重并发症。

（2）护理措施

1）G1级：应遵循饮食调整原则，保证营养摄入；24～48小时内密切观察病情变化；避免使用通便药或大便软化剂；必要时给予肛周皮肤护理。

2）G2级或G3级：应暂停ICIs治疗，遵循饮食调整原则，可请营养科会诊，保证营养摄入；严密观察病情变化，必要时应用止泻药物；留取粪便及血液学标本送检；遵医嘱应用糖皮质激素治疗；给予肛周皮肤护理。

3）G4级：应永久停用ICIs，遵医嘱应用大剂量糖皮质激素治疗；严密观察病情变化，注意腹膜炎和肠穿孔征象；谨慎使用止泻药物和阿片类镇痛药物；根据患者肠道情况给予流食、禁食或TPN等。

3. 呼吸系统不良反应

（1）常见症状：呼吸困难、咳嗽、发热或胸痛，偶见缺氧加重而导致呼吸衰竭发生，临床中有约1/3患者无任何症状，仅表现为肺部影像学改变，即肺部斑片结节浸润影或磨玻璃结节影。

（2）护理措施

1）G1级：应暂停ICIs治疗，遵医嘱予留取痰培养；增加血液学和影像学检查；指导患者和照顾者进行自我监测2～4周后重复影像学检查，若无异常，可继续治疗。

2）G2级：暂停ICIs治疗，进行肺功能检测或支气管镜检查判断病情；遵医嘱应用糖皮质激素治疗，观察症状和体征缓解情况；观察感染征象，正确使用抗感染药物。

3）G3级或G4级：应永久停用ICIs，持续心电监护，动态观察症状和体征；遵医嘱使用大剂量糖皮质激素治疗，观察症状和体征缓解情况；观察感染征象，正确使用抗感染药物。合并呼吸衰竭者，密切监护生命体征和精神状态，加强气道管理，保持呼吸道通畅。若出现低氧血症，做好气管插管和机械通气准备。

4. 内分泌系统不良反应　主要包括甲状腺功能障碍、垂体炎、1型糖尿病和原发性肾上腺功能不全。以甲状腺功能亢进和甲状腺功能减退为多见。

（1）甲状腺功能亢进的护理：治疗期间患者若出现无法解释的心悸、出汗、进食和排便次数增多、体重减轻等，需警惕甲状腺功能亢进。一旦确诊，应定期监测体重；给予高热量、高蛋白、高维生素的饮食，忌食刺激性及含碘丰富的食物；保证休息与活动。

（2）甲状腺功能减退的护理：甲状腺功能减退表现为便秘、疲劳、乏力、体重增加、情绪低落和畏寒等。应给予高蛋白、高维生素、低钠、低脂饮食；指导患者养成定期排便的习惯，预防便秘；观察患者是否出现麻痹性肠梗阻表现；激素替代治疗者，应密切观察用药反应，不可自行减量或停药。

（3）垂体炎的护理：出现无法解释的持续头痛、视觉改变时，应警惕垂体炎。一旦发生应暂停ICIs治疗至症状缓解，在此期间观察患者是否出现肾上腺危象、严重头痛、视野改变等严重危及生命的症状；应用糖皮质激素替代治疗时，常规监测清晨促肾上腺皮质激素和皮质醇水平。

（4）1型糖尿病的护理：当出现多尿、烦渴、体重下降、恶心、呕吐等症状时，需警惕1型糖尿病。常规监测血糖和糖化血红蛋白水平；调整饮食和生活方式，及早发现和干预酮症酸中毒发生。

5. 血液系统不良反应　早期可无症状，但由于肿瘤及其并发症、其他控瘤治疗等因素可导致血液系统变化。做好出血、感染、贫血的观察与护理，必要时行血液及血液制品的输注。

6. 心脏毒性反应　常为冠状动脉疾病、心力衰竭、心肌炎、心房颤动和心包疾病等临床表现，其中心肌炎死亡率高达39.7%～50.0%，位居ICIs-irAEs第一位。心肌炎的初始症状多为非特异性的，表现为乏力、心悸和气短等。重症心肌炎常伴其他ICIs-irAEs，如呼吸功能障碍、肝功能异常等。典型心肌炎包括心悸、胸痛、急性或慢性心力衰竭，以及心包炎、心包积液等。指导患者戒烟，忌高脂、高盐、高钠饮食；有早期预警征象时，应及时就诊。

7. 肝脏毒性反应

（1）一般无特征性临床表现，常见转氨酶升高，伴或不伴胆红素升高。有时伴发热、疲乏、食欲减退等症状，胆红素升高可出现皮肤、巩膜黄染，茶色尿等。

（2）护理措施

1）G1级：应每周监测肝功能，如肝功能稳定，适当减少监测频率。

2）G2级：应暂停ICIs治疗，每3天监测1次肝功能，并给予0.5～1.0mg/kg泼尼松口服，如肝功能好转，缓慢减量，总疗程至少4周。泼尼松减量至≤10mg/d，且肝毒性≤G1级，可重新ICIs治疗。

3）G3级：建议停用ICIs治疗，每1～2天监测1次肝功能，请肝病科会诊，行肝脏CT或超声检查。若泼尼松减量至≤10mg/d，且肝毒性≤G1级，可重新进行ICIs治疗。

4）G4级：建议永久停用ICIs，静脉使用甲泼尼龙，待肝毒性降至G2级后，可等效改换口服泼尼松并缓慢减量，总疗程至少4周，做好用药及心理护理。

8. 其他毒性反应

（1）神经毒性：密切关注有无头痛、乏力、精神状态异常等改变，如重症肌无力常以乏力、眼睑下垂、呼吸无力为早期症状；做好症状护理，关注患者自理能力和安全。

（2）肾毒性：通常无症状，应密切关注泌尿系统的症状和体征，观察有无少尿、血尿、外周性水肿和厌食症，排除因感染、尿路梗阻或血容量不足等引起的肾功能不全；动态关注血清电解质、血尿素氮、血肌酐和尿蛋白水平，若有异常增加监测频率。

（3）眼毒性：治疗中警惕出现视力模糊、飞蚊症、闪光感、色觉改变、眼发红、畏光或光敏感、视物扭曲、视野改变、暗点或盲点、眼球柔软、眼球运动时疼痛、眼睑肿胀、眼球突出或复视等症状，出现症状时，及时就诊。

（4）骨关节与肌毒性：表现为关节疼痛、肿胀、红斑、晨起活动不灵或晨僵等。护理措施如下：治疗前早期识别，评估风险因素；治疗后持续动态评估，密切关注患者的日常生活与活动安全；做好症状管理，疼痛时遵医嘱给予镇痛药物；合理安排休息与运动，每周进行低到中强度运动锻炼（每周5次、每次30分钟），选择慢跑、快走、瑜伽等；识别跌倒和坠床风险，做好安全教育和护理。

第二节 食管癌靶向治疗护理

一、概述

靶向治疗（targeted therapy）是在细胞分子水平上，针对已经明确的致癌位点、驱动基因或肿瘤生存微环境的关键调节因子来设计相应的治疗药物，药物进入体内会特异地选择致癌位点相结合发生作用，使肿瘤细胞特异性死亡，而不波及肿瘤周围的正常组织细胞，具有高选择性、高敏感性及高效性、对正常细胞伤害更小的特点，又被称为“生物导弹”。

二、食管癌靶向治疗的机制及分类

1. 抗血管生成治疗　抗血管生成的靶向药物通过作用于血管内皮细胞生长因子（vascular endothelial growth factor，VEGF）及血管内皮细胞生长因子受体（vascular endothelial growth factor receptor，VEGFR），抑制新生肿瘤血管形成，控制肿瘤进展，从而起到抗肿瘤治疗作用。在食管癌的治疗中，以抗血管生成机制为主的常见靶向药物有贝伐珠单抗、阿帕替尼、安罗替尼、索拉菲尼等。

2. 抗表皮生长因子受体（epidermal growth factor receptor，EGFR）信号通道治疗　EGFR是一种已被识别可用药的致癌驱动因子，抗EGFR信号通道的靶向药物通过阻断EGFR信号转导通路，从而阻碍肿瘤的生长、转移和血管生成，进而诱导肿瘤细胞的凋亡，起到控制肿瘤的作用。食管癌治疗中常见的抗EGFR信号通道的靶向药物有西妥昔单抗、尼妥珠单抗等。

3. 抗人类表皮生长因子受体2（human epidermal growth factor receptor-2，HER_2）药物　作为HER家族成员之一，HER_2过度表达可导致受体胞内区域酪氨酸激酶活性增强，进而导致下游的MAPK通路或者PI3K/Akt-mTOR通路的持续活化，从而抑制肿瘤细胞的凋亡，以及促进细胞生长、分裂、血管生成和转移。曲妥珠单抗为临床常用的抗HER_2靶向治疗药物。

4. 抗体偶联药物（antibody-drug conjugate，ADC） 是一类由单克隆抗体、连接子和小分子细胞毒性药物三部分组成的靶向生物药剂，通过以单抗为载体将小分子细胞毒性药物高效地运输至目标肿瘤细胞内而发挥抗肿瘤的作用。ADC是肿瘤药物研发的新热点，维迪西妥单抗是我国自主研发的靶向HER_2的ADC，具有良好的靶向性、疗效及耐药性，2023年中国临床肿瘤学会（CSCO）食管癌诊疗指南推荐其应用于远处转移性食管及食管胃交界部癌的二线治疗。

三、靶向治疗评估

（一）患者整体评估

1. 一般情况 评估患者的年龄、性别、职业、经济状况、生活状态、营养状况、功能状况、生活自理能力等。

2. 疾病史及既往史 了解本次发病特点、经过、既往治疗情况。既往有无其他系统肿瘤、过敏性疾病、病毒感染等病史；家族中有无相关肿瘤病史。

3. 身体状况及辅助检查 评估生命体征、意识、瞳孔、肌力及肌张力、运动感觉功能、生活自理能力等；了解CT、MRI等影像学，以及血液、内分泌激素的检查结果。

4. 心理社会状况 了解患者及其家属对疾病的认知和治疗期望值；对靶向治疗目的、方法和预后的认知程度；家属对患者的关心、家庭对治疗的经济承受能力等社会支持情况；评估患者的心理、社会支持及经济能力状况。

（二）靶向治疗用药评估

1. 护士资质评估 由经过专门的教育培训并获得认证的注册护士实施抗肿瘤药物治疗。

2. 适应证及禁忌证评估 应遵医嘱或药品说明书使用靶向治疗药物。对药物中任何一种组分过敏者应禁用；对于有活动性出血、溃疡、肠穿孔、肠梗阻、大手术后30天内、药物不可控制的高血压、Ⅲ～Ⅳ级心功能不全（NYHA标准）、重度肝肾功能不全（4级）等情况的患者需主诊医生进行充分评估。在开始联合治疗前，应考虑联合化疗药物的有关禁忌。

3. 药物评估 评估药物的刺激性、有效期及药物质量。

4. 使用前评估 根据药物使用途径评估患者情况。

（1）静脉输注靶向药物：评估患者主观意识和身体情况，包括患者意识状态、生命体征、对治疗的接受程度和合作程度等；评估患者的药物过敏史；评估患者血管通路，根据患者治疗方案选择合适的静脉血管通路，靶向药物一般不宜使用头皮钢针。

（2）口服靶向药物：用药前评估患者的依从性和知识水平。

四、靶向治疗整合护理

（一）静脉使用靶向药物护理

1. 靶向药物的保存及配制

（1）药物贮藏：靶向药物需2～8℃避光保存和运输，储存和运输过程中严禁冷冻，避免剧烈振荡。

（2）药物配制：药物配制前需双人核对医嘱，查看药物名称和有效期；药物的配制、用法和用量应严格按照医嘱和说明书的要求执行；药物配制时应做好防护，避免皮肤接触；药物配制尽可能在PIVAS或符合静脉输注配制的无菌环境中进行；配制过程中，应当仔细缓慢将溶媒注入药瓶中，避免产生过多的泡沫，不要摇晃配好的溶液，以免影响从药瓶中吸取的药液的剂量，药瓶中溶液如果有少量泡沫，可将药瓶静置大约5分钟；配制的药物需按输注准备的要求对复溶后的药物选择合适的稀释溶液进行充分稀释后使用；配制完成后应轻轻倒置输液袋以混匀溶液，避免振荡导致溶液起泡；配制后应目视检查，以查看有无颗粒产生和变色。

（3）配伍禁忌：靶向药物均不可和其他药物混合或稀释，应参考药物说明选择合适的稀释液，避免造成药物化学和物理性质不稳定。曲妥珠单抗应使用配套提供的稀释液，不得使用5%葡萄糖溶液稀释，因其会导致蛋白凝聚；对溶媒苯甲醇过敏者，推荐使用无菌注射用水稀释。不能将贝伐珠单抗输注液与右旋糖酐和葡萄糖溶液同时或混合给药。

（4）药物配制后储存：靶向药物配制后建议立即使用，如不能立即使用应按说明书要求进行保存。曲妥珠单抗稀释后的溶液中含防腐剂，在2～8℃中可稳定保存28天。尼妥珠单抗稀释于生理盐水后，在2～8℃可保持稳定12小时，在室温下可保持稳定8小时。维迪西妥单抗配制好的溶液在室温条件下贮存不超过6小时（包含输注时间），或在冷藏（2～8℃）条件下贮存不超过24小时。如输注液在冷藏条件下贮存，使用前应恢复至室温。不得将配制后的溶液冷冻。

（5）未使用的药物/过期药的处理：应双人核查剩余药物剂量，按余药管理流程处理，不可将药物丢弃于废水或生活垃圾中，最大限度地减少药物在环境中的释放。

2. 靶向药物静脉输注的操作流程

（1）严格遵循给药原则，鼓励患者主动参与医疗护理安全工作，落实查对制度。

（2）预处理：用药前推荐使用抗组胺药物和皮质固醇类药物，以帮助预防和降低输注相关反应的严重程度。

（3）检查静脉通路：药物可通过外周留置针或中心静脉导管等通路进行输注，输注前需通过降低输液瓶高度或者回抽方式观察静脉输液通路是否有回血，判断输液是否顺畅，避免通过挤压引出回血的方式进行评估。

（4）监测生命体征：首次输注药物，在用药过程中及用药结束后1小时内，需给予心电监护密切监测患者的状况，并配备复苏所需的医疗器械和用品。

3. 靶向药物静脉输注顺序　靶向药物与化疗联合应用时，应在每周期化疗前使用。雷莫西尤单抗与紫杉醇联合使用时应先给予雷莫西尤单抗再给予紫杉醇治疗。尼妥珠单抗联合放疗时，首次给药应在放疗的第一天，并在放疗开始前完成。西妥昔单抗与化疗药物联合使用时，化疗药物的使用必须在西妥昔单抗滴注结束1小时之后开始。

4. 靶向药物的静脉输注速度　首次给药应以低速率开始输注，具体输注速度应严格按照使用说明执行。当患者发生轻度或中度输注相关反应时，可降低输注速度。当患者发生呼吸困难或者临床显著的低血压时应中断输注，发生严重和危及生命的输注相关反应的患者应永久停止使用该药物。

5. 靶向药物的静脉输注注意事项　严禁静脉推注或快速静脉注射，但西妥昔单抗可通过输液泵、重力滴注或注射器泵给药。药物输注时必须通过独立的、不与其他药物混用的输液管静脉滴注。在给药期间需按说明书要求选择合适直径大小的微孔径过滤器进行过滤。滴注快结束时须使用合适的溶液对输液管路进行冲洗。

6. 靶向药物输注健康宣教

（1）用药前宣教：向患者详细介绍靶向药物的优点、作用机制、输注注意事项、使用方法、常见的不良反应及预防措施。

（2）心理护理：靶向药物价格昂贵，应与患者进行有效沟通，建立医患信任关系，解除患者紧张的情绪，鼓励患者要对治疗有信心。

（3）教会患者正确识别靶向药物的急性毒性反应，一旦出现相关症状立即告知医护人员。

（4）部分靶向药物，如西妥昔单抗和帕妥珠单抗，可能会发生重度变态反应，症状可能发生在首次滴注期间及滴注结束后数小时或后续滴注过程中，告知患者这种反应有延迟发生的可能性。

（5）部分靶向药物会影响手术伤口愈合，围手术期建议停用。

（6）使用靶向药物期间及用药结束后2个月内需采取有效的避孕措施，哺乳期女性在治疗期间及用药后2个月内不要哺乳。

（7）使用靶向药物后可能出现影响注意力和反应的副作用，在症状消退前请尽量避免驾驶或操作机械。

（8）使用靶向药物期间接种疫苗（如甲肝减毒活疫苗、流感减毒活疫苗、轮状病毒活疫苗）的效果可能降低，疫苗引起感染的风险增加，用药期间建议推迟接种疫苗，如必须接种需咨询专科医生。

（二）口服使用靶向药物护理

协助患者遵照医嘱安全、正确地服用靶向药物，药物经胃肠道黏膜吸收产生疗效，从而达到抑制肿瘤细胞生长、减轻症状、治疗疾病的目的。

1. 口服靶向药物的发放及服用护理

（1）药物保存：根据药物说明书进行冷藏或室温保存，避免阳光直射。

（2）发药准备：必须在有使用经验的医疗机构中并在特定的专业技术人员指导下使用，双人核对医嘱及查对患者信息。

（3）服药时间：每天同一时间服药，根据不同药物说明书建议可与食物同服或不与食物同时服用，直至疾病进展或患者无法耐受。

（4）服药方法：用一杯饮用水（非碳酸饮料）整片送服片剂药物，不应咀嚼或压碎；胶囊应整粒吞服。替代给药方法，对于无法吞咽片剂的患者，可在用药前将片剂放入一杯饮用水中轻轻搅拌至完全溶解后立即服用，再用相同容量的水清洗水杯并将清洗液全部服用，以确保服用了完整剂量。药物溶解后可通过胃管给药，再用相同容量饮用水清洗水杯并将清洗液通过胃管全部服用。

（5）药物漏服处理方法：一旦漏服药物，请遵循药物说明书和专科医生指导下进行补服。阿帕替尼漏服的剂量不再补服；安罗替尼用药期间如出现漏服，须最晚在预定的下一次给药前12小时补上。如果距离下次预定的给药时间小于12小时，则不再补服。不可为了弥补漏服的剂量而服用加倍的剂量。如果在服药后呕吐，则应在正常时间服用下一剂药物。

2. 服药注意事项

（1）患者发生严重或不可耐受的不良反应时，建议在专科医生指导下根据个体患者的风险评估暂时减少给药剂量或中断该药治疗。

（2）抗血管生成类的靶向药物或将影响伤口愈合，增加了发生伤口相关并发症的风险，建议手术前及手术后的30天内暂停使用。

（3）提倡健康的生活方式，适当运动，戒烟、戒酒。

（4）治疗期间注意保持足够的营养摄入，选择高蛋白、高维生素、清淡、易消化的饮食，如牛奶、鸡蛋、鱼类、蔬菜、水果等，忌辛辣、油腻等食物。西柚（葡萄柚）、塞维利亚橘子、橙子（苦橙、酸橙）、杨桃等可能会影响部分靶向药的疗效，应避免在用药期间同时摄入。

（5）推荐育龄期患者在服药期间采取有效的避孕措施；告知妊娠女性使用靶向药物可能会对胎儿有潜在风险；推荐哺乳期女性在接受治疗期间停止母乳喂养；完成治疗后，哺乳及妊娠时间应参考药物说明书及专科医生的指导意见。

（6）在治疗期间建议患者在驾驶或操作机械时应谨慎。

（三）靶向药物常见不良反应的观察与护理

靶向药物不良反应根据不同药物作用靶点不同而具有不同的临床表现，常见不良反应主要见于皮肤黏膜、心血管系统、血液系统、消化系统等，在本章中不良反应选用评估工具为CTCAE V5.0。

1. 皮肤黏膜及相关毒性反应护理　靶向治疗的皮肤毒性反应多见于EGFR的分子靶向治疗药物。常见皮肤不良反应主要包括痤疮样皮疹、手足皮肤反应、黏膜炎、皮肤干燥、瘙痒、甲沟炎、头发异常等。护理上需要监测的内容包括皮肤毒性反应的严重程度、受影响体表面积及皮疹密度、炎症和感染、患者生活质量、主观体验的报告和记录（强度、时间、持续时间、特征及相关症状、疼痛、加重和缓解因素）等。

（1）皮疹、皮肤瘙痒护理：皮疹大多出现在治疗后的第2周，在靶向治疗开始时应采取有效的预防措施。

1）预防：建议患者洗澡水温不宜过高（≤40℃），避免用力揉搓，尽量避免使用含有皂基的肥皂/香皂清洁皮肤，推荐氨基酸类温和洗浴产品。清洁后及时护理面部、颈前和后背等相对油脂分泌多的区域选择质地轻薄的乳液，每天2次；四肢和手足等皮肤易干燥部位选择质地厚重的霜或乳膏，每日2次，建议选择不含乙醇，含有神经酰胺或其他生理性脂质的护肤品。做好日常防晒以预防皮疹的出现和加重，外出时注意物理防晒，尽量避免正午时间段长时间的户外活动；建议出门前30分钟在使用保湿霜后涂抹广谱防晒霜，每2小时涂抹1次。自药物治疗开始，避免使用导致皮肤干燥的物品，穿宽松的衣服减轻摩擦。一般不推荐预防性使用维生素K、乳膏等用品，必要时可以使用1%氢化可的松。

2）护理：发生皮疹后建议皮肤科就诊，按照医生所推荐的药物或药膏进行处理。应及时监测、评估和报告医生皮疹的程度和变化，同时留意有无皮肤感染等并发症的发生。伴有瘙痒症状者可口服或局部应用抗组胺药，也可局部用氧化锌软膏、炉甘石洗剂等止痒。当怀疑有感染时，应行细菌培养，根据药敏结果选择抗生素。若出现3级皮肤不良反应，应暂停治疗，控制症状后再考虑重新用药。如出现罕见的4级皮肤不良反应，应中止治疗。

（2）手足皮肤反应护理：手足皮肤反应指服药后，手掌和足底出现皮肤变红、肿胀、剥落、水疱、皲裂或出血等复合表现，常伴有疼痛、肿胀、麻刺感。手足皮肤反应是靶向药物常见的皮肤不良反应，通常为轻中度（1～2级）。发病特点是多在给药2周内出现，进行对症治疗后常可减轻或缓解。

1）预防：日常生活中避免摩擦和剧烈运动，使用减震鞋垫，穿宽松舒适的鞋，坐位和卧位时可抬高双下肢。加强皮肤护理，保持皮肤清洁，手足每天用温水浸泡10分钟，擦干后涂护肤霜（凡士林软膏、橄榄油等），以保持皮肤湿润，推荐尿素和皮质类固醇来预防手足皮肤反应。手足减少接触热水次数，避免接触高温物品，避免暴晒，避免进食辛辣刺激性的食物。

2）护理：1级手足反应可在医生指导下使用抗菌药物或抗生素治疗；出现脱皮时不要用手撕，可使用消毒剪刀修剪；持续追踪，关注手掌与足掌皮肤的变化。2级手足反应除按1级手足皮肤反应护理外，如出现疼痛，可冷敷或将手足放于冰水中，根据医嘱局部使用麻醉药和非甾体抗炎药，靶向药物剂量在1周内（最长在1个月内）减少50%，当患者的手足反应降至1级或者正常时，可考虑恢复原来的剂量。如连续出现3次≥2级的手足反应，且有加重趋势的，建议暂停用药；如恢复用药后再次出现≥2级的手足反应，可下调一个剂量后继续用药，如不良反应仍持续，建议停药。出现3级手足反应暂停治疗至少1周，直到手足皮肤反应降至1级或者正常，重新使用靶向药物时，剂量为标准剂量的25%；如未出现副作用，可考虑逐步增加药物剂量至标准剂量。手足皮肤反应常用药物包括尿素乳膏/软膏、维生素E软膏、卤米松乳膏、双氯芬酸二乙胺乳膏、氢化可的松软膏等。

（3）黏膜炎：靶向药物治疗后口腔黏膜炎的发病机制目前尚未明确，可能与靶向药物治疗的作用机制相关。口腔黏膜炎表现为受累黏膜充血、水肿，随后病损黏膜迅速萎缩、糜烂、溃疡，并形成假膜，溃疡周围可有红斑形成，常伴有口腔黏膜疼痛、口干，甚至吞咽困难等症状。

1）预防：在开始治疗前，对患者进行黏膜炎发生风险的健康教育。使用无乙醇漱口水，保持口腔清洁，对牙套、假牙、固定具等牙科器具的使用合理性进行评估。建议食用柔软、无刺激、易于咀嚼和吞咽的不会引起口腔病变的食物，避免进食过冷或过热食物以免增加对口腔黏膜的刺激，鼓励多喝水，可含服蜂蜜、咀嚼口香糖、涂抹润唇膏以减少口腔干燥。

2）护理：注意控制疼痛，减少感染，阻止口腔黏膜炎进一步加重。1级黏膜炎可使用包括含利多卡因、碳酸氢钠或氯己定等含漱剂或相应的涂剂对症处理，促进愈合，避免使用含乙醇的漱口水；感染可选用局部或全身抗生素治疗。对2级及以上黏膜炎，建议在专科医生指导下根据个体患者的风险评估暂时调整、减少给药剂量或中断治疗。发生口腔黏膜炎期间注意均衡营养和水的摄取，个性化膳食，避免进食过热、辛辣食物，戒烟、戒酒。

2. 心血管系统不良反应护理 靶向治疗易引起心血管毒性反应，常见药物包括曲妥珠单抗、贝伐珠单抗等，主要表现为高血压、心脏毒性、血栓、高血脂、出血等。用药前注意评估患者的电解质水平、饮食情况和心理情况，以及有无吸烟、睡眠呼吸暂停综合征、家族性高血压、肾病、血栓、心脏疾病、糖尿病、高脂血症及心脏支架植入等病史。

（1）高血压：血压升高是VEGFR抑制剂类药物最常见的不良反应。

1）预防：治疗前监测基础血压，治疗期间及用药后动态监测血压，告知患者血压升高的可能性及风险。高血压患者用药前应充分控制血压，需在高血压得到控制后给药，且用药期间动态监测血压。对于给予降压治疗仍然无法控制的高血压，或患者存在高血压危象或高血压脑病，应考虑暂停给药。

2）护理：对1级高血压可行非药物干预手段（减少钠盐摄入、控制体重、戒烟、戒酒、加强运动和减轻精神压力）。对2级及以上高血压，可采用医疗干预，应在专科医生指导下进行降压治疗或调整靶向药物剂量。对3级或4级高血压，建议暂停给药，待血压恢复后可考虑再次用药，如恢复用药后再次出现3级或4级高血压，可在专科医生指导下下调一个剂量后继续用药，如不良反应仍持续，建议停药。对于出现高血压危象的患者，应暂停用药并接受心血管专科治疗。需关注高血压患者在治疗期间使用降压药维持正常血压，治疗结束后可能出现低血压。因此在停药后应随访，重新评估降压方案。

（2）心脏毒性：靶向药物导致的心脏毒性主要包括Q-T间期延长、心肌缺血/心肌梗死、左心室功能障碍/左室射血分数（LVEF）下降、慢性心力衰竭等。靶向药物与化疗联合时，心脏毒性的发生率明显升高。用药期间应注意严密监测心电图和心脏功能。出现症状性心脏毒性（心力衰竭、心肌损伤、心律失常、高血压等）时及时给予对应的处理。

（3）血栓：部分靶向药物会增加血栓发生率，尤其使用贝伐珠单抗治疗时，应警惕血栓发生。发生血栓的表现包括心肌梗死、缺血性肠坏死、休克、短暂性脑缺血发作、心绞痛和静脉血栓（包括深静脉血栓、肺栓塞和门静脉血栓）等。用药期间应注意监测和预防。

（4）出血：抗血管生成的靶向药物有可能增加出血的风险。常见表现为咯血、粪便隐血、消化道出血、鼻出血、支气管出血、牙龈出血、血尿等。其中轻度鼻出血最为常见，出血程度严重者少见。使用前需评估患者凝血功能及出血倾向。使用期间需注意严密监测有无出血迹象。有活动性出血或围手术期患者应暂缓使用靶向药物。

3. 血液系统不良反应护理　靶向药物治疗引起的血液系统不良反应多为轻度，少有严重骨髓抑制，主要见于小分子靶向药物和单抗类药物，如曲妥珠单抗引起的血液系统不良反应主要表现为中性粒细胞减少和贫血，索拉非尼主要引起贫血和血小板减少，阿帕替尼引起中性粒细胞和血小板减少，安罗替尼血液毒性主要表现为血小板减少。治疗前应进行充分的知情告知与安全教育，治疗期间定期进行血液指标监测，发现异常及时进行干预。

4. 消化系统不良反应护理

（1）胃肠道不良反应：靶向治疗过程中胃肠道不良反应主要表现有恶心、呕吐、腹泻、食欲减退、便秘等。在用药前应评估以下方面：患者的排便习惯，腹泻的症状、持续时间，大便次数及性状；是否有发热、眩晕、痉挛等症状，排除其他药物副作用的影响；饮食习惯、用药史及对治疗的依从性。

1）预防：治疗期间应遵循低脂、低纤维饮食，尽量减少红肉、酒精、辛辣食物和咖啡因的摄入。营养不良患者应给予营养支持治疗。避免过度饮食限制，可能会对患者的生活质量产生负面影响，导致患者的体重减轻。

2）护理：如果出现1级或2级（少于48小时）腹泻，予膳食调整，遵医嘱指导患者服用止泻药；建议每天饮用1.0～1.5L等渗口服补液盐（oral rehydration salt，ORS），低渗液体，如水、茶、果汁等，服用量不要超过0.5L，监测水、电解质及酸碱平衡状态。腹泻症状好转后，可继续靶向治疗。如果使用最大剂量止泻药后腹泻仍持续48小时或出现3～4级腹泻，应停用靶向治疗，再次评估患者状况并安排住院对症处理，进行粪便培养，必要时行静脉补液。如停止靶向治疗后腹泻仍未改善，则需请胃肠专家会诊或专科处理。腹泻期间做好肛周皮肤护理，每次便后用温湿毛巾轻轻清洗肛周，待皮肤干燥后喷涂皮肤保护剂或氧化锌软膏保护皮肤，避免粪便刺激，预防肛周皮肤糜烂和破损。

（2）肝毒性反应：多数靶向药物主要通过肝脏酶系代谢，易致肝毒性，主要表现为血清谷草转氨酶、谷氨酰转肽酶、碱性磷酸酶和总胆红素升高，出现肝炎、肝硬化、肝纤维化、肝衰竭等表现。主要治疗药物有舒尼替尼、索拉非尼等。

1）预防：靶向治疗前建议进行肝脏的全面检查，排除有无肝病或肝炎病毒感染；治疗期间监测肝功能指标，观察有无肝损伤表现。治疗前对乙型肝炎、肝硬化等原发性肝脏疾病积极治疗。加强用药健康教育，提高患者对药物所致肝损伤的风险意识。

2）护理：治疗期间注意观察有无乏力、食欲减退、厌油、肝区胀痛、上腹不适、大便颜色变浅、瘙痒和全身皮肤黄染等肝损伤症状。出现肝损伤时，遵医嘱给予对症和保肝治疗；当出现肝功能严重恶化时，应暂停用药。指导进食高蛋白、高纤维、低脂肪且清淡易消化的食物，多食新鲜蔬菜、瓜果等，少食多餐，禁烟禁酒。

5. *泌尿系统毒性反应护理*　靶向治疗过程中的泌尿系统毒性反应主要表现为蛋白尿、水肿、肾功能不全、肾病综合征等。其中，蛋白尿是VEGFR抑制剂的常见不良反应。多数患者为1～2度蛋白尿，而3度或严重的肾病综合征（4度）较为罕见。肾功能不全者应在医生指导下使用这些药物，并定期检查尿常规和尿蛋白，如有蛋白尿，须及时就医。

6. *呼吸系统不良反应护理*　呼吸系统不良反应主要为肺毒性反应，其表现形式主要为药物所致间质性肺疾病（drug-induced interstitial lung disease，DILD）。DILD的主要症状包括呼吸困难、低氧血症和影像学浸润改变，通常在治疗的最初2～3个月内出现。肺毒性的临床表现缺乏特异性，诊断鉴别较困难，预后通常较好，但也可能会发展为肺结构破坏、弥散功能障碍，导致呼吸衰竭或死亡。因此，临床用药过程中需特别关注肺毒性反应。

7. *神经系统毒性反应护理*　神经系统毒性反应包括中枢神经系统和外周神经系统病变。常见的临床表现为周围神经病、感觉减退、感觉异常、晕厥、嗜睡、头痛、可逆性后部白质脑病综合征等。靶向药物引起的神经损害，早期往往可逆。治疗期间需监测患者是否有新发或加重的感觉异常症状，一旦出现应尽快就医。

（四）其他毒性反应

1. *输液相关反应*　食管癌靶向治疗中输液相关反应症状包括发热、寒战、皮肤潮红等，严重者可能出现支气管痉挛、过敏性休克等。反应多发生在首次或第二次给药，后续治疗中频率逐渐降低。发生率较高的药物为曲妥珠单抗和西妥昔单抗。用药时应控制输液速度，并密切观察患者情况。

2. *全身不良反应*　包括发热、畏寒、头痛、乏力、疲乏、关节痛、骨痛、肌肉痛等。

3. *伤口愈合并发症*　研究表明，抗VEGF靶向药物会延迟伤口愈合。建议接受重大外科手术的患者在术前30天暂停使用此类药物，术后是否重新开始给药，应根据患者的康复程度由临床医生判断。

4. *内分泌毒性反应*　常见肾上腺功能异常、甲状腺功能异常、高血糖等。

5. 代谢性不良反应　低钾血症、高尿酸血症、高脂血症、肿瘤溶解综合征等。

科技发展使得肿瘤靶向治疗成为抗肿瘤治疗的重要手段，为患者带来了新的希望。与传统的化疗药物相比，抗肿瘤靶向药物耐受性好、不良反应小，但仍存在致死性。临床应用时需掌握适应证，密切观察患者临床表现并及时处理该类药物所引发的不良反应，以获得最佳疗效。

第八章

食管疾病内镜治疗护理

第一节　早期食管癌的内镜诊断方法

早期食管癌（early esophageal cancer，EEC）患者临床上多无明显的临床症状及体征，多在肿瘤普查或进行内镜检查时发现。上消化道内镜检查结合组织病理学是诊断食管癌的金标准，所以提高EEC诊断率并进行早期干预是提高EEC患者生存率的关键。多数EEC在普通内镜下表现不典型，病灶范围亦不清晰，多数不易发现和诊断。临床上常用色素内镜、放大内镜、窄带成像技术、超声内镜检查术及多项内镜技术联合应用，以提高诊断准确率。

1. 色素内镜（pigment endoscopy，PE）　又称染色内镜。检查时先将试剂（色素）配置成一定浓度的溶液，将溶液散布或喷洒在食管黏膜表面后，使病灶与正常黏膜在颜色上形成鲜明对比，更清晰地显示病灶范围，对其进行观察、判断、活检，以提高EEC诊出率。PE常用染料有碘液、甲苯胺蓝等，最常用的试剂是复方碘溶液（卢戈液）。染色途径主要有2种：直接法（内镜下直接喷洒色素）和间接法（口服色素后，再进行内镜观察），可单一染色，也可联合使用。在普通白光内镜下不易识别的食管黏膜表面的性状，可通过染色，使之在内镜下便于肉眼直接观察和诊断，对原位癌和浅表癌的诊断意义很大。PE是发现和确定EEC范围的标准方法，但该法不适用于碘过敏、甲状腺功能亢进等患者。

2. 放大内镜（magnifying endoscopy，ME）　是通过在普通电子内镜基础上增加变焦镜头，使黏膜组织光学放大几十倍甚至上百倍的内镜检查方法。在诊断EEC时，对可疑病变部位的上皮内乳头状毛细血管袢（IPCL）进行形态学观察，同时进行分型。因在ME下可以观察到食管黏膜表面腺管开口、微血管及毛细血管等微细结构的改变，有助于判断食管黏膜病变的病理学性质，明确病变浸润范围，提高活检准确性。ME可与PE、窄带成像技术（narrow band imaging，NBI）等结合，提高EEC微小病变的诊断效率。

3. NBI　又称内镜窄带成像技术，它是通过滤光器过滤掉内镜光源所发出的红、蓝、绿光波中的宽带光谱，仅留下窄带光谱，使图像中肿瘤表面异常微血管的显像增加，提高血管和黏膜颜色的对比率，更易于对毛细血管袢的形态进行观察和评价，易于发现食管病变，更好地区分病变与正常黏膜及评估病变浸润深度，已成为EEC内镜检查的重要手段。

4. 激光共聚焦显微内镜（confocal laser endomicros-copy，CLE）是一种特殊的消化道检查技术，将消化内镜技术和激光共聚焦显微镜技术合二为一，具有极高的分辨率，能观察到普通内镜观察不到的细微结构，同时可对细胞进行即时的组织学诊断，即无创活组织检查。在很多常见的消化道疾病，尤其是胃肠道早癌的诊断中，有独特的临床应用价值。

5. 超声内镜检查术（endoscopic ultrasonography，EUS）是消化内镜与超声相结合的一种检查技术，其原理是将微型高频超声探头安置在内镜顶端，当内镜插入体腔后，在直接观察消化道黏膜病变的同时，可利用超声进行实时扫描，获得胃肠道层次的结构特征及相邻脏器的超声图像，作为明确食管癌临床分期的重要手段之一，在评价肿瘤浸润深度及淋巴结转移方面其准确性优于CT。超声内镜下食管壁可分为黏膜层、黏膜肌层、黏膜下层、肌层及外膜层，同时，超声探头可探查食管壁外纵隔淋巴结及腹腔淋巴结是否肿大。超声内镜引导下淋巴结细针穿刺可进一步评价淋巴结转移情况。

第二节　内镜下食管疾病相关治疗的护理

一、食管黏膜剥离术的护理

1. 概念　内镜黏膜下剥离术（endoscopic submucosal dissection，ESD）指在内镜下对不同部位、大小、浸润深度的病变，在进行黏膜下注射后使用特殊电刀逐渐分离黏膜层与固有肌层之间的组织，将病变黏膜及黏膜下层完整剥离的方法。

2. 适应证

（1）巴雷特食管。

（2）EEC：病变局限在黏膜层，无淋巴结转移的黏膜下层EEC。

（3）食管癌前病变：直径＞2cm的食管病灶。

（4）食管良性肿瘤：息肉、平滑肌瘤、食管乳头状瘤等。

3. 禁忌证

（1）有胃肠镜检查禁忌证。

（2）有严重出血倾向。

（3）肿瘤侵犯固有肌层。

（4）有远处转移或淋巴转移。

（5）合并心、肺、肾、脑、血液系统等严重疾病。

4. 术前准备

（1）完善检查、化验，如血常规及血型、肝肾功能、凝血功能、感染四项（艾滋病、梅毒、乙型肝炎、丙型肝炎），必要时检查心电图。如有异常，应当予以纠正后才能进行手术，女性患者应避开月经期。

（2）了解患者病情、过敏史及用药史，了解患者术前使用抗凝药和抗血小板药物情况，如近期服用阿司匹林、NSAID和抗血小板聚集药物，应遵医嘱停用7～10天，必要时可用低分子肝素代替治疗，最后一次使用低分子肝素时间距离手术时间应间隔≥24小时。

（3）查看既往内镜及相关检查结果，严格掌握手术适应证及禁忌证，告知手术的意义及存在的风险，和患者及其家属签署手术同意书。

（4）做好患者的心理护理，使患者术前保持良好的心态，积极配合治疗，保证充足的睡眠和休息。

（5）术前禁食至少6小时，禁水至少2小时，口服去泡剂，取下活动性义齿。

（6）监测患者生命体征，吸氧，建立静脉通道。

（7）在肌肉丰富处（如臀部、大腿外侧、小腿腓肠肌等）贴好一次性使用中性电极板，避免与金属物品接触。

5. 术后护理

（1）按全身麻醉术后护理。

（2）密切观察患者意识、生命体征及尿量情况，观察有无呕血、腹痛及黑便，观察胃管引流液的颜色、形状及量，保持管路通畅。

（3）遵医嘱静脉输液，应用抑酸药、黏膜保护剂及质子泵抑制剂（proton pump inhibitor，PPI），必要时使用抗生素及止血药物。

（4）遵医嘱术后第1天禁食，术后第2天进流食或软食，随后逐渐恢复正常饮食。如有穿孔、出血等并发症出现时，可适当延长禁食、禁水时间。禁食期间注意保持口腔卫生。

（5）遵医嘱指导患者术后复查胸部X线片和腹部平片，查看有无纵隔气肿和膈下游离气体。

（6）术后做好健康教育，指导患者术后1个月、3个月、6个月、12个月定期复查。

6. 并发症及防治

（1）出血：严密观察患者生命体征变化，观察有无呕血、腹痛、黑便、血红蛋白下降20g/d以上等情况。迟发性出血可分为48小时内出血和超过48小时出血。大部分迟发性出血发生在ESD术后48小时内，可持续至术后2周。术中出血可用电刀或电凝止血钳止血，术后迟发性出血可行内镜下止血夹或止血钳止血，黏膜下注射药物止血等。

（2）穿孔：术中穿孔绝大多数可通过金属夹完全封闭，术后迟发性穿孔若穿孔较小，发现早，可以采用放置鼻胃管、禁食、静脉给予抗生素和PPI等保守治疗，当穿孔较大时，常难以进行内镜治疗而需要紧急手术。

（3）狭窄：食管狭窄可导致吞咽困难和恶心等临床症状，食管剥离横径范围>3/4管腔有较大概率发生食管狭窄，可通过球囊扩张或支架植入治疗狭窄，也可使用糖皮质激素预防狭窄。

二、食管黏膜切除术的护理

1 概念　内镜黏膜切除术（endoscopic mucosal resection，EMR）指在内镜下先通过黏膜下注射将黏膜下层与固有肌层分离，然后利用不同方法切除局部隆起的黏膜病灶的方法。

2. 适应证

（1）各种大小的有蒂息肉和腺瘤。

（2）直径<2cm的无蒂息肉和腺瘤。

（3）多发性腺瘤和息肉，分布散在，数目较少。

（4）消化道早期癌（局限于黏膜及黏膜下层）。

3. 禁忌证

（1）有内镜检查禁忌证。

（2）直径>2cm的无蒂息肉和腺瘤。

（3）多发性腺瘤和息肉，局限于某部位密集分布，数目较多。

（4）家族性腺瘤患者。

（5）内镜下形态已有明显恶变。

（6）凝血功能障碍及出血倾向。

4. 术前准备　同ESD。

5. 术后护理

（1）密切观察患者生命体征，观察有无呕血、黑便、胸痛、呼吸困难、皮下气肿等情况。给予抑酸，补充水、电解质等对症支持治疗，必要时使用抗生素及止血药物。

（2）术后卧床24小时，根据患者情况，遵医嘱禁食、禁水1～3天，之后从流食、半流食逐渐过渡，食用易消化、高营养的食物，避免辛辣刺激、坚硬的食物。保持大便通畅，避免剧烈咳嗽、用力排便等。

（3）术后做好健康教育，指导患者术后1个月、3个月、6个月、12个月定期复查。

6. 并发症及防治

（1）出血：严密观察患者生命体征变化，观察有无呕血、腹痛、黑便、血红蛋白下降20g/d以上等情况。术中出现明确出血点可选择电凝止血钳，或注射硬化剂、金属止血夹夹闭止血。术后迟发性出血可行内镜下止血夹或止血钳止血，黏膜下注射药物止血等。

（2）穿孔：EMR术中发生穿孔一般较小，多数穿孔病例可通过金属止血夹封闭。穿孔可引起颈部及上胸部皮下气肿、胸痛、吞咽困难、梗阻感及发热等症状。预防术后迟发性穿孔，可以术后予以胃肠减压、禁食、补液、抗感染等治疗。

三、多环套扎内镜黏膜切除术的护理

1. 概念　多环套扎内镜黏膜切除术（multiband mucosectomy，MBM）是在ESD的基础上发展而来的新技术。它可以对较大的食管黏膜病变实行彻底的切除，并有效控制手术范围、切口的深度，降低术中、术后穿孔、出血的风险。这种技术时间短、创伤小、操作简便、发生穿孔等并发症风险低、恢复快，现今已成为内镜下EEC和癌前病变切除的有效微创治疗方法。

2. 适应证

（1）黏膜层病变。

（2）病理学检查为低级到高级的上皮样肉瘤病变或原位癌变。

（3）经内镜活检证实为EEC或中重度异型增生。

（4）超声内镜证实病变浸润不超过黏膜下层。

（5）内镜下病变部位距切牙20cm至齿状线之间。

3. 禁忌证

（1）严重的心肺疾病或极度衰竭不能耐受检查者。

（2）精神病或严重智力障碍不能合作者。

（3）咽部急性炎症患者。

（4）主动脉瘤患者。

4. 术前准备　同ESD。

5. 术后护理

（1）密切观察患者生命体征，有无皮下气肿及呕吐、腹痛、黑便等情况。

（2）遵医嘱行抑酸、护胃、营养等支持对症治疗，视患者情况使用抗生素及止血药物。

（3）遵医嘱禁食、禁水2～3天，之后从流食、半流食逐渐过渡，食用易消化、高营养的食物，忌烫、辛辣、刺激性和粗纤维食物。

（4）术后做好健康教育，指导患者定期复诊，对出现食管狭窄者给予食管探条扩张或全覆膜支架置入扩张治疗及护理。

6. 并发症及防治　出血及穿孔是MBM极易出现的并发症。需要严密监测生命体征变化，对患者腹痛和腹胀情况，咽部的疼痛情况，便血、皮下气肿及呕血情况进行观察。偶有出现溃疡和食管狭窄，溃疡患者会出现胸骨后疼痛不适症状，可根据医嘱给予抑酸药和黏膜保护剂，食管狭窄给予内镜下扩张治疗。

四、内镜下射频消融术的护理

1. 概述　射频消融术（radio-frequency ablation，RFA）是利用电磁波的热效应发挥治疗作用，使肿瘤组织脱水、干燥和凝固坏死，从而达到治疗目的。常应用于食管黏膜早期病变的治疗中。但由于受到有效深度的限制，RFA一般多用于扁平状黏膜病变的治疗，而对于非扁平的病灶，常需要内镜下手术辅助切除。

2. 适应证　食管及胃黏膜层的病变，包括巴雷特食管及食管、胃早期癌，不典型增生及肠化。

3. 禁忌证

（1）严重凝血功能障碍。

（2）严重心肺疾病不能耐受内镜检查者。

（3）食管胃底静脉曲张患者。

4. 术前准备

（1）完善检查，如血常规、肝肾功能、凝血功能及血型检查、感染四项、心电图，如有异常，应当予以纠正后才能进行手术，女性患者应避开月经期。

（2）了解患者病情、过敏史、吸烟史及用药史，近期有无咳嗽、气短等症状，评估患者有无心、肺、脑疾病及严重程度，排除禁忌证，告知手术风险，和患者及其家属签署手术知情同意书。

（3）术前禁食8小时，术前禁水至少2小时，术前口服去泡剂，取下活动性义齿。

（4）监测生命体征，吸氧，建立静脉通道。

（5）术前注射丁溴东莨菪碱20mg，以减轻食管蠕动。

5. 术后护理

（1）术后卧床休息，床头抬高15°～30°，嘱患者勿用力咳嗽以免引起出血。

（2）遵医嘱禁食24小时后，进食温凉流质或半流质食物，勿食过热、粗糙、产气及刺激性食物，少量多餐，细嚼慢咽。

（3）遵医嘱给予抑酸药和黏膜保护剂治疗。在禁食及少量进食期间，给予静脉补充能量，维持水、电解质和酸碱平衡。

（4）监测患者生命体征，观察腹痛部位、程度、持续时间及性质，大便颜色、量及性状，发现出血及穿孔等并发症及时报告医生处理。

（5）遵医嘱按时服药，定期复查。

6. 并发症及防治　RFA的特点是一致的消融和可控的深度，能有效去除病变黏膜，食管狭窄、出血、穿孔等并发症的发生率较低。RFA术后如发生食管狭窄，需要通过食管扩张术进行缓解。

五、消化内镜隧道技术的护理

1. 概念　消化内镜隧道技术是利用内镜在消化道黏膜下建立黏膜层和固有肌层间的一条通道，通过该通道进行黏膜层侧、固有肌层侧，以及穿过固有肌层到消化道管腔外进行诊疗的技术。例如，环形肌切开术治疗贲门失弛缓症、切除食管黏膜下肿瘤、通过隧道进入胸腔和腹腔进行内镜下诊治。

2. 适应证

（1）黏膜层病变：如食管长环周病变，病变横径在2cm以上者。

（2）固有肌层病变：如黏膜下隧道内镜肿瘤切除术、经口内镜括约肌切开术等。

（3）食管巨大憩室。

3. 禁忌证

（1）常规内镜检查禁忌证者。

（2）建立隧道部位有大面积瘢痕形成或存在吻合口瘘者。

（3）有严重出血倾向者。

（4）肿瘤侵犯固有肌层。

（5）有远处转移或淋巴结转移者。

（6）合并心、肺、肾、脑、血液系统等严重疾病患者。

4. 术前准备

（1）完善检查，如血常规、肝肾功能、凝血功能及血型检查、感染四项、心电图，如有异常，应当予以纠正后才能进行手术，女性患者应避开月经期。

（2）了解患者病情、过敏史及用药史，了解患者术前使用抗凝药和抗血小板药物情况，如近期服用阿司匹林、NSAID和抗血小板聚集药物，应遵医嘱停用7～10天，必要时可用低分子肝素代替治疗，最后一次使用低分子肝素时间距离手术时间应≥24小时。

（3）查看既往内镜及相关检查结果，严格掌握手术适应证及禁忌证，告知患者手术的意义及存在风险，和患者及其家属签署手术同意书。

（4）做好患者的心理护理，让患者术前保持良好的心态，积极配合治疗，保证充足的睡眠和休息。

（5）术前禁食48～72小时，禁水6小时。术前30分钟应用抗生素预防感染，手术当日胃镜下应用无菌水冲洗清理食管及胃腔。

（6）监测患者生命体征，吸氧，建立静脉通道。

（7）在肌肉丰富处（如臀部、大腿外侧、小腿腓肠肌等）贴好一次性使用中性电极板，避免与金属物品接触。

5. 术后护理

（1）按全身麻醉术后护理。清醒后取半卧位。

（2）密切观察患者意识、生命体征及尿量情况，观察有无呕血、腹痛及黑便，观察胃管引流液的颜色、形状及量，保持管路通畅。

（3）遵医嘱静脉输液，应用抑酸药、黏膜保护剂及PPI，术后48小时遵医嘱应用抗生素预防感染，必要时使用止血药物。

（4）遵医嘱术后禁食24～48小时，然后改为流质饮食并逐步过渡至软食。如有穿孔、出血等并发症出现时，可适当延长禁食、禁水时间。禁食期间注意保持口腔卫生。

（5）遵医嘱指导患者术后复查胸部X线片和腹部平片，查看有无纵隔气肿和膈下游离气体。

（6）术后做好健康教育，指导患者术后1个月、3个月、6个月定期复查。

6. 并发症及防治　消化内镜隧道技术的主要并发症为穿孔、感染及出血。术后密切监测患者生命体征及外周血氧饱和度的变化，观察患者有无呼吸困难、颈部及前胸部有无捻发感及其消长情况。

（1）如出现呼吸困难、颈部及前胸部皮下有捻发感，往往提示有术中纤维膜损伤导致的纵隔气肿及气胸的发生。

（2）如出现呕血，提示术后创面止血不良，导致出血。

（3）保持病室环境清洁、整齐、安静，减少人员探视，避免交叉感染。密切监测患者体温情况，如发生高热，则提示术后有感染情况的发生。

（4）询问患者有无疼痛及疼痛的程度，必要时给予镇痛处理。

六、食管狭窄扩张术的护理

1. 概念　食管狭窄扩张术指通过物理方法，使用探条或球囊强力扩张食管狭窄部位环周的纤维组织或其他增生组织，使狭窄处撕裂，从而达到狭窄部位局部扩开、管腔扩大的目的。食管扩张术指在内镜直视下或借助内镜引出导丝，放置扩张器，达到扩张狭窄的消化道管腔的治疗方法。

2. 适应证

（1）各种病因导致的消化道非活动性炎性狭窄者。

（2）消化道术后吻合口狭窄者。

（3）贲门失弛缓症。

（4）消化道瘢痕性狭窄者。

（5）不能切除的晚期消化道肿瘤的姑息性扩张。

（6）消化道发育异常者。

（7）异物或结石引起的狭窄。

3. 禁忌证

（1）上消化道内镜检查禁忌者。

（2）局部炎症严重者。

（3）有瘘口和深部溃疡、狭窄部位有较大的憩室者。

（4）狭窄严重、导丝无法通过者。

4. 术前准备

（1）完善术前检查，如血常规、肝肾功能、凝血功能及血型检查、心电图等，如有异常，应当予以纠正后才能进行手术，排除食管狭窄扩张术的禁忌证。

（2）术前禁食12小时，防止术中误吸，如果食管腔内有残留食物则需延长禁食时间。

（3）与患者及家属说明扩张治疗的目的和可能发生的并发症，签署治疗同意书。

5. 术后护理

（1）术后禁食、禁水6小时，可进食少许温凉的流质饮食；如无明显呕吐、呛咳等症状，可由流质饮食过渡到半流质饮食直至软食，避免过硬的食物，细嚼慢咽。

（2）狭窄部的黏膜轻微撕裂而有少量渗血属正常现象，无须处理，避免用力咳嗽。观察患者有无胸痛、咳嗽、咳血、呼吸困难等出血与穿孔的并发症，出现异常及时处理。

（3）扩张术多造成食管撕裂，创伤的修复可能造成食管再狭窄，可以使用PPI、胃黏膜保护剂和胃肠促动力药等进行治疗。

（4）餐后2小时或睡眠时抬高床头15°～30°，防止食物反流。

（5）定期随访，如出现吞咽困难及时来院检查。

6. 并发症及防治

（1）疼痛：扩张造成黏膜及肌层断裂，可以导致胸痛及异物感，疼痛严重者适当应用镇痛药物。

（2）出血：出现轻度疼痛和少量出血属正常现象，3～5天可自行愈合。如术中有局部渗血或活动性出血，立即行内镜下止血。如术后出血可再行内镜检查，明确原因。

（3）穿孔、破裂：是食管狭窄扩张术最严重的并发症。对小的穿孔可先禁食、输液、胃肠减压、抗生素等保守治疗，如穿孔较大，应立即行外科手术处理。

（4）反流性食管炎：饮食清淡，少进食油腻食物，避免暴饮暴食，饭后避免弯腰、拖地或下蹲等动作及剧烈活动。对于有夜间胃食管反流病症状的患者，建议抬高床头15°～30°。遵医嘱用药，定期随访。

（5）狭窄复发：如术后再次出现吞咽困难，可再次行扩张手术，两次扩张治疗间隔时间一般以1周左右为好，食管灼伤轻者可1～3个月扩张1次。

（6）感染：发生吸入性肺炎、菌血症或败血症，遵医嘱使用抗生素治疗。

七、食管、贲门支架置入术的护理

1. 概念　进行性吞咽困难是中晚期食管癌患者最常见的临床症状，严重影响患者生活质量。食管支架置入术能迅速解除患者梗阻症状，重建肠内营养通道，是改善患者营养状态、提高生活质量的安全有效的方法。

2. 适应证

（1）无法手术切除的食管恶性梗阻和食管气管瘘。

（2）食管穿孔。

（3）纵隔恶性肿瘤导致食管外压性梗阻。

（4）食管癌术后恶性吻合口瘘。

3. 禁忌证

（1）无法纠正的凝血功能障碍。

（2）心肺功能障碍无法耐受手术。

（3）败血症。

（4）食管肿瘤侵蚀或压迫气管，致气管中、重度狭窄者应慎重放置食管支架，有引起窒息的可能。

（5）颈段食管癌：为相对禁忌，有较高的移位率及难以忍受的异物感。

4. 术前准备

（1）完善检查，如血常规、肝肾功能、凝血功能、心肺功能等情况，如有异常，应当予以纠正后才能进行手术。

（2）了解患者病情、过敏史及用药史，既往内镜及相关检查结果，确定病变部位及狭窄长度，选择长短、直径适合的支架，告知手术的意义及存在风险，和患者及其家属签署手术知情同意书。

（3）术前禁食6小时，防止术中误吸；如果食管腔内有残留食物则需延长禁食时间。

（4）监测患者生命体征，清除口腔及呼吸道分泌物，吸氧，建立静脉通道。

5. 术后护理

（1）饮食指导

1）重点强调饮食重要性及活动要点。术后先饮40℃的温水50ml，更好地帮助支架扩张，观察有无呛咳。

2）指导患者正确饮食，嘱患者进食软质食物，细嚼，小口吞咽，餐间和餐后适当饮汤水。勿进食生冷、大块、黏稠、坚硬、粗纤维的食物，以免支架移位或食物团块阻塞。口服片剂时研碎，胶囊去壳服用。

3）禁食4 ℃以下的食物，避免支架遇冷收缩滑脱。用餐时细嚼慢咽，少量多餐，餐后饮水，以冲洗残留在支架上的食物，防止支架阻塞。

4）进食取坐位，卧位时床头抬高15°～30°，防止食物反流。活动时避免剧烈弹跳、弯腰等大幅运动，防止支架移位、脱落。

（2）支架置入后，狭窄处组织易撕裂出血，容易导致感染，必要时使用抗生素及止血药物。

（3）密切监测生命体征，注意有无腹痛、黑便、呕血等，术后1周内应密切观察有无消化道出血、穿孔、感染等并发症，发现异常及时报告医生处理。

（4）术后做好健康教育，指导患者定期复查。

6. 并发症及防治

（1）胸骨后疼痛及异物感：此为最常见的并发症，与置入支架的膨胀性刺激有关，情况严重的患者可适当给予镇痛药。

（2）支架移位、滑脱：多数与选择支架失误有关；少数见于放置支架后患者的后续治疗，如治疗后肿瘤变小等。

（3）支架梗阻：一般发生于支架置入术后，通常是由于肿瘤内生性及肿瘤生长过快引起，有部分是由于食物堵塞端口所致，如果是大块或坚硬食物导致阻塞，可经胃镜取出。

（4）其他：反流性食管炎、穿孔、出血等。

八、内镜下胃管、十二指肠营养管置管的护理

1. 概念　内镜下胃管、十二指肠营养管置管是通过内镜将胃管经鼻放入胃或十二指肠，以便减压、喂食或抽吸的一种置管方法。与传统盲插相比更安全高效。

2. 适应证

（1）胃肠减压：如胃大部分切除术、各种肠切除肠吻合术、食管手术、胆道手术、粘连性肠梗阻、机械性肠梗阻、幽门梗阻等。

（2）肠内营养：各种原因造成无法经口进食须行肠内营养者，如食管狭窄、口腔疾病的患者等。

3. 禁忌证

（1）严重的心脏病，如严重心律失常、心肌梗死活动期、重度心力衰竭。

（2）因严重肺部疾病、哮喘、呼吸衰竭等不能平卧者。

（3）精神失常不能配合者。

（4）肝硬化伴重度食管胃底静脉曲张、胸主动脉瘤的患者。

（5）严重颌面部损伤、近期食管腐蚀性损伤的患者。

（6）鼻咽部有癌肿或急性炎症患者。

4. 术前准备

（1）术前禁食、禁水6小时。

（2）排除既往有鼻中隔弯曲或鼻腔手术史。

（3）了解患者病情、过敏史及用药史，向患者或家属讲解放管目的、方法及注意事项；告知置管的必要性和风险，和患者及其家属签署知情同意书。

5. 术后护理

（1）妥善固定：管路的体外部分应在鼻翼及脸颊做好双固定，严防导管脱落，适时更换固定部位，避免压迫引起局部缺血坏死；活动及翻身时幅度要小，避免压迫、折叠、牵拉管道。

（2）保持管道通畅：每次使用前后用温开水冲洗导管。药物必须充分捣碎溶解后方可注入。

（3）记录营养液及药物的量和时间。记录胃肠减压引流物的性状和量。

（4）喂食后患者取半卧位或右侧卧位，减少反流。

（5）每日行口腔护理2次，保持口腔黏膜湿润，防止出血、感染、溃疡等。注意鼻腔护理，给予温水棉签擦拭或清鱼肝油滴鼻，避免鼻腔黏膜干燥、出血。

6. 并发症及防治

（1）气管或喉头痉挛：进镜时适逢患者咳嗽易将胃镜误插入气管，镜内残留水滴或镜头附着的唾液进入气管，均会引起患者气管或喉头痉挛，使患者出现剧烈呛咳、喘鸣、呼吸困难、憋气、发绀。此时应立即退镜，待症状缓解后再进行检查。

（2）咽喉部疼痛不适；留置胃肠营养管期间可能会出现咽喉疼痛等不适，主要是由于管道对咽喉部刺激所致。保持口腔清洁和湿润，可通过含服咽喉片、雾化吸入等方式缓解症状。

（3）鼻、咽、食管黏膜损伤和出血：鼻腔黏膜出血，一般可用冰生理盐水和去甲肾上腺素浸湿的纱布行鼻腔填塞止血；出现咽部黏膜损伤，可行雾化吸入减轻黏膜充血水肿；出现食管黏膜损伤出血，可给予抑酸药及保护黏膜的药物。

（4）导管滑脱：如果发生导管滑脱，应根据情况选择观察或重新置管。对于留置的管道应予以妥善固定，避免牵拉、扭曲导管，避免导管滑脱的发生。

（5）导管堵塞：导管堵塞应以预防为主，定时冲洗导管。

第九章

食管癌营养治疗护理

第一节　概　　述

一、概述

（一）营养不良的原因

食管是生理状态下经口摄入营养、获取食物的唯一通道，当其发生肿瘤时，患者因不能正常进食及肿瘤本身的消耗，常出现营养不良，同时因手术创伤和应激所引起的高分解代谢状态，以及放化疗治疗过程中出现的并发症又会加剧食管癌患者营养不良的发生。营养不良被定义为“一种能量、蛋白质和其他营养物质的缺乏、过量或不平衡对组织/身体形态、功能和临床结果造成可测量的不良影响的营养状态”。

食管癌患者的营养不良广泛存在，中国抗癌协会肿瘤营养与支持治疗专业委员会的一项调查显示，食管癌患者营养不良发生率约为85.7%，居所有恶性肿瘤营养不良发生率首位。

（二）营养不良的影响

营养不良常会降低食管癌患者对治疗的耐受性，增加治疗不良反应，延长住院时间，延缓身体康复，降低生活质量。合理的营养治疗可以为手术患者提供营养储备，增加机体抵抗力和手术耐受力，减少术后并发症，促进伤口愈合及早日康复。围放化疗期的营养治疗可以预防食管癌患者的体重下降，保持骨骼肌质量和功能，提高患者对放化疗的敏感性，减轻放化疗毒性反应，提高治疗疗效。

二、食管癌营养治疗

（一）营养治疗目的

肿瘤营养疗法（cancer nutrition therapy，CNT）包括营养干预的计划、实施和疗效评价。是一个通过治疗肿瘤及其并发症或身体状况，从而改善肿瘤患者预后的过程，分为营养诊断、营养治疗和疗效评价（含随访）三个阶段。肿瘤营养疗法是在营养支持（nutrition support）的基础上发展起来的，肿瘤营养疗法的基本要求是营养支持，即提供能量和营养素，最高目标是治疗营养不良、调节代谢、调理免疫、控制肿瘤、维护机体功能、提高生活质量，以及延长生存时间等，此时营养支持则升华为营养治疗（nutrition therapy）。

（二）能量需求

食管癌患者营养治疗的最低要求是实现两个达标：能量达标和蛋白质达标。

1. 能量　食管癌患者的能量需求随着肿瘤分期、患者一般状况、治疗方式和不良反应等不同而变化。《中国恶性肿瘤患者营养治疗指南（2021）》建议卧床患者能量需求为20～25kcal/（kg·d），活动患者为25～30kcal/（kg·d）。

2. 蛋白质　食管癌患者消耗性分解代谢升高，导致其对蛋白质的需求增加。蛋白质需要量应满足机体100%的需求，推荐为1.2～1.5g/（kg·d）。接受手术、高剂量放化疗、炎症负荷水平高及持续发热等消耗严重的患者，目标摄入量建议提高至1.5～2.0g/（kg·d）。高蛋白质饮食对食管癌患者有益，建议一日三餐均衡摄入。

（三）营养治疗方法与原则

1. 治疗方法　营养疗法包括营养教育和医疗营养。医疗营养分为EN和PN。EN包括口服（口服营养补充和完全肠内营养）、管饲（经鼻管饲、经胃管饲、经空肠管饲）。PN包括部分肠外营养、TPN。营养疗法选择时要遵循“膳食优先、口服优先、营养教育优先、肠内营养优先”的四个优先原则。无论是接受手术还是放化疗的食管癌患者，只要患者存有或部分存有胃肠道消化吸收功能，就应首先选择肠内营养。而当食管癌患者具有部分或完全胃肠道功能衰竭、肠内营养禁忌证或肠内营养无法实施等原因，导致肠内营养不能提供足够的营养和能量摄入，需要选择补充性营养或TPN。

2. 五阶梯营养治疗　中国抗癌协会肿瘤营养专业委员会制定了五阶梯营养

治疗原则。

（1）第一阶梯：饮食＋营养教育。

（2）第二阶梯：饮食＋口服营养补充（ONS）。

（3）第三阶梯：完全肠内营养（TEN，口服和管饲）。

（4）第四阶梯：部分肠内营养（PEN）＋部分肠外营养（PPN）。

（5）第五阶梯：完全肠外营养（TPN）。

根据食管癌患者的消化道功能及病情，选择合适的营养治疗途径。首先选择营养教育，然后依次向上晋级选择。完全口服、肠内营养是理想方式，ONS是最简便、最常用的营养治疗方式，TPN是权宜选择，PEN＋PPN是住院期间最现实的营养治疗方式。

3. 营养治疗的过渡原则　五阶梯营养治疗模式从下往上，遵循60%原则，当目前阶梯不能满足人体60%的需求时，应选择上一阶梯；从上向下，遵循50%原则，当下一阶梯能够满足人体50%的需求时，可逐渐减少目前阶梯能量供给，同时逐渐增加下一阶梯供能占比。过渡观察时间为普通患者3～5天，危重患者2～3天。

食管癌患者根据营养状态及饮食摄入情况选择营养方式，当患者1个月内体重下降＞5%、BMI＜18.5kg/m^2、PG-SGA≥4分、摄食量＜需要量的60%达到3～5天时，需启动营养支持，依次选择饮食＋ONS、TEN、PPN＋PEN、TPN。能经口进食且消化吸收功能正常者首选营养教育和ONS。对存在中－重度吞咽困难、严重放化疗后食管黏膜炎等高危因素影响经口进食的患者，推荐管饲营养。食管癌患者术后推荐首选肠内营养；鼓励患者尽早经口进食，对于能经口进食的患者推荐口服营养支持；对不能早期进行口服营养支持的患者，应用管饲喂养，可使用鼻空肠管行肠内营养。

第二节　营养教育

一、概述

营养教育（nutrition education）是营养干预的基本内容，也是营养治疗和营养咨询的重要环节。肿瘤患者五阶梯营养治疗的第一阶梯就是加强饮食和营养教育。

营养教育在消除或减少营养相关危险因素、降低营养相关疾病的发病率和死亡率、提高生活质量方面有重要意义。饮食习惯是食管癌发病的重要影响因素。因此食管癌患者的系统营养教育不仅是传授饮食、营养知识，更重要的是使食管癌患者学习如何改变饮食行为，养成良好的饮食习惯，从而改善营养状态与健康水平，缩短住院时间、减少并发症、改善临床结局，进而提高生活质量和延长生存时间。

二、营养教育的方式

（一）教育团队

肿瘤患者的营养教育因疾病的特殊性及教育内容的全面性和复杂性，需要由医生、营养师、护士、心理咨询师、康复师等多学科团队协作参与施教。医生负责评估化验结果、调整用药，营养师负责传授营养知识、监测营养状况并制订食谱，心理咨询师负责心理疏导，护士负责通过回授法（又称反馈法）进行营养教育。

（二）教育形式

1. 面对面　在患者住院期间或随访时面对面地评估患者的膳食摄入和现存症状，并提供个性化的营养教育，可改变患者膳食行为。此外，通过面对面的方式提供营养教育，可以减少患者对化疗的相关反应。此种方式具有成本低、容易发现问题的特点。因此适合作为大部分食管癌患者的营养教育方式。

2. 微信或电话　文献报道营养师通过电话为居家患者提供营养教育，能强化营养教育效果。电话教育不受地点和时间限制，具有简便、易行的特点，尤其适用于食管癌居家患者。

3. 教育手册　可以将患者的饮食计划、推荐食谱等营养教育内容制成手册发放给患者，方便患者随时阅读。此方法适合喜欢阅读的食管癌患者，尤其是老年患者。

4. 回授法　回授法包括“知识宣教—患者复述—澄清、再教育—再次评估”4个步骤，以促进患者掌握知识，达到教育目标，回授法对患者的营养教育有积极影响。

5. 手机移动APP　可通过移动平台记录患者饮食、营养摄入量，评估患者营养状况并提供营养教育。相比于教育手册，手机移动APP可以为患者提供更多的视频宣教，教育内容更加直观。该方法适合能够灵活使用手机的食管癌患者。

6. “互联网+”　近年来，随着“互联网+”思维的发展，新型诊疗模式正逐步推广。将互联网与传统肿瘤营养教育进行深度整合，以互联网、数字电视、电脑和手机等为代表的新媒介形式在信息传播中担当越来越重要的角色，使得食管癌患者的教育形式也越来越多样化。

（三）教育的主要内容

1. 营养评估　食管癌患者营养评估包括饮食、营养与功能评估。可根据患者的主观整体营养状况评估、疾病状况、基础代谢、生理指标、人体测量学指标、实验室检查、调查膳食摄入量、体力活动水平、胃肠道功能等明确患者的饮食和营养状况，并将评估的目的、方法和结果告知患者，提高患者依从性。

2. 提出营养建议　通过纠正饮食误区、推荐食物选择及烹饪方法为患者提供饮食营养建议，以满足各种营养素的需要。

3. 讲解食管癌的病理生理知识　向患者及其家属讲解食管癌发病的危险因素、发病机制及食管癌治疗对机体所带来的影响，提高患者及其家属对食管癌的认识。

4. 制定个性化方案　不同研究中个性化方案的制定依据差异较大。建议通过全面的膳食调查、营养评估、实验室及仪器结果来明确患者是否存在营养不良、是否需要干预，进而选择合适的营养支持途径，从而为食管癌患者制定个性化营养方案。

5. 随访　建议具体随访频次为：出院后1个月内，每周随访1次；出院后2～3个月，每2周随访1次；出院后3～6个月，每月随访1次。

第三节　营养方式的选择及护理

一、饮食护理

（一）饮食指导

1. 饮食习惯是食管癌重要的致病因素　①致癌物质甲苄亚硝胺、硝胺等在胃内合成致癌物亚硝胺而诱发食管癌。②由霉变食物所产生的各种真菌毒素感染，是诱发食管癌变的主要原因。③饮食习惯，如长期吸烟、饮烈性酒、吃热烫食物、食物过硬而咀嚼不细等与食管癌发生有一定关系。④营养不良和微量元素缺乏是食管癌患者群体发病特点。⑤食管癌的发病，也常表现为家族性聚集现象。高发区连续三代或三代以上患病家族屡见不鲜，这与家庭饮食习惯有密不可分的关系。

2. 饮食习惯指导　①限制红肉及食用油的量，可以多吃些鱼、虾等富含优质蛋白的食物。②咸菜、咸肉等含有致癌物质亚硝酸盐，应少吃。③发霉的米、面、花生等食物含有黄曲霉素，应不吃。④做米饭、煮粥之前要把米淘洗干净，减少霉变对身体的损害。⑤水缸里的存水应当隔2～3天更新1次，不要总留存根。⑥多吃富含纤维素的食物，如芹菜、韭菜、鲜枣、红薯等；多吃新鲜的蔬菜和水果。⑦熏烤的鱼、肉、香肠等食物中含有致癌的烟焦油，应少吃。

（二）饮食种类指导

1. 基本膳食分类

（1）普食：与平时所用膳食无明显差异，富有人体所需要的各种必需营养素，凡对膳食无特殊需要和限制者，均可食用普食。

（2）软食：比普食少含纤维素，且制作细软，多用于老年人和消化能力差者。

（3）半流食：食物制成半流体状，含渣少，易咀嚼和吞咽。适用于发热、手术后、严重消化道疾病和咀嚼不便者。

（4）流食：不含块状物的液体食物，如牛奶、鸡汤、肉汤、鱼汤、菜汤等。适用于高热患者、病情严重致进食困难的患者。

2. 膳食选择指导　食管癌患者如有营养风险或营养不良，无吞咽困难或吞咽哽噎感不严重，经口能进普食，应维持患者基本的饮食摄入，给予细嫩的普食或半流食。如患者有营养风险或营养不良，有吞咽困难或吞咽哽噎感严重，经口仅能进流食，应给予高能量密度流食和口服营养补充（ONS），如经口进食不能满足患者营养需要，可建立肠内营养支持途径进行肠内营养。食管癌手术患者术后遵医嘱经口进食后，逐渐给予温水、流食、半流食、软食、普食。

二、口服营养补充的护理

（一）概念及作用

ONS是除正常食物外，用特殊医学用途配方食品经口摄入以补充日常饮食不足的一种人工肠内营养治疗手段。

（二）适应人群

所有存在营养风险和/或营养不良诊断的食管癌患者，特别是围手术期、放疗、化疗后体重丢失、虚弱、食欲缺乏、咀嚼困难、吞咽障碍等患者，应在营养治疗中优先考虑规律的营养咨询和ONS。此外，对于接受手术治疗、高剂量放化疗前可通过ONS实施营养预康复，进行储备性医学营养治疗。

（三）实施

1. 使用时机　从营养诊疗流程讲，ONS应是在营养不良诊断成立后，与营养咨询/健康教育同时开展的一项人工营养治疗。

（1）治疗前：《中华医学会肠外肠内营养学分会临床诊疗指南》指出，术前明确为营养不良的患者，需要提供营养治疗。《欧洲临床营养和代谢学会指南》建议6个月内体重下降＞10%，白蛋白＜30g/L，PG-SGA评分为C级或BMI＜18.5kg/m^{2}的重度营养不良食管癌患者，手术、放疗、化疗等治疗前应给予7～14天的营养治疗。

（2）治疗中和治疗后：食管癌行放化疗或手术治疗，且由于消化道重建导致体重丢失的患者，如果经口进食不能满足营养需求，可给予ONS。

2. 配方和剂量

（1）配方：ONS制剂可以是肠内营养制剂、多元维生素和微量元素，甚至是鱼油、谷氨酰胺等药理性营养素。以肠内营养制剂而言，液体、半固体、粉状剂型最为常见，其宏量营养素比例均衡，能量密度在1.0～2.4kcal/ml（kcal/g）。在肿瘤患者适用的ONS剂型中，通常会考虑糖脂比例低（接近1∶1）、含有免疫增强型的特殊营养制剂，如鱼油等。

（2）剂量：中国抗癌协会肿瘤营养专业委员会2023年发布的《口服营养补充的指南更新》推荐每天通过ONS提供的能量＞400～600kcal、蛋白质＞20g可更好发挥ONS作用。

3. 使用方法　中国抗癌协会肿瘤营养专业委员会制定了“3＋3”模式，建议一日三顿正餐之间和晚餐后睡前加用ONS，“3＋3”模式可以显著提高患者的依从性和营养达标率。

三、管饲的护理

（一）管饲方式

管饲指通过各类营养管经胃肠道提供代谢需要的营养物质及其他各种营养素的营养支持方式。

1. 使用人群 《食管癌患者营养治疗指南》建议：对存在中重度吞咽困难、严重放化疗食管黏膜炎等高危因素影响经口进食、术后早期无法经口进食或经口进食不能满足患者自身能量需求的患者推荐管饲营养。

2. 管饲途径 管饲途径分为两大类：一是经鼻导管，导管远端可放置在胃、十二指肠或空肠中，即鼻胃管、鼻肠管；二是经皮造瘘安置导管，包括微创（内镜协助）和外科手术下造瘘技术，如胃造瘘管、空肠造瘘管。根据营养支持时间和误吸风险进行选择，如果患者鼻饲时间＜4周，可选择鼻胃管、鼻肠管，如果患者鼻饲时间＞4周，可以选择胃造瘘管、空肠造瘘管，如果患者具有高误吸风险则选择鼻肠管或空肠造瘘管。此外，因食管严重狭窄而无法进行经皮内镜下胃（空肠）造瘘术的患者可进行外科手术下胃（空肠）造瘘术。

3. 管饲输注方法 管饲输注方法包括间歇推注、间歇滴注和连续输注等。

（1）间歇推注符合正常进食的生理特点，通常使用注射器间隔一定时间缓慢推注，每次200～300ml，6～8次/日。此种方法多用于经胃喂养，且能够活动或不想连续输注者，但存在胃排空延迟及术后患者易出现不耐受。

（2）间歇滴注指有休息间隙的全天循环滴注（如输注3小时、间隔2小时），可让患者有较多的活动机会，主要用于补充口服摄入不足。

（3）连续输注，即全天不间断输注，可以采用连续重力输注和输注泵连续输注。输注泵输注适用条件主要包括EN制品较稠厚、营养液需直接进入十二指肠或空肠、需控制输注时间等情况。输注泵输注速度安全，且患者反流、呕吐、误吸及肺炎发生率均较低。

（二）管饲输注过程的护理

1. 浓度 营养液浓度由低到高，量由少到多，一般从等渗浓度开始，循序渐进，便于胃肠适应，逐渐增加到目标需要量。

2. 速度 输注速度由慢到快，推荐使用肠内营养泵进行输注，速度从20～30ml/h逐渐增加到100～120ml/h，根据患者个人体重、营养耐受情况逐渐调节。一般不超过120ml/h，最大剂量为2000ml/d。

3. 温度 营养液温度一般是37～40℃，输注时可使用营养液专用加热器。

4. 洁净度 操作时应加强手卫生和无菌操作，杜绝肠内营养制剂污染；保持器具卫生，避免接触容器内部；输注管路24小时更换1次；营养液现配现用，瓶装营养液打开后应立即使用，开启后不超过8小时，暂时不用者应置于2～10℃冰箱内保存，超过24小时丢弃。

5. 适应度 根据胃肠功能适应情况，选择合适的肠内营养制剂、输注速度及温度等。

6. 角度 鼻饲前、鼻饲时、鼻饲后，应该采取半卧位或床头抬高至少30°～45°各维持30～60分钟，并尽可能保持体位的相对稳定，避免翻身叩背，减少胃内容物反流误吸。如果必须放低床头，应停止喂养30～60分钟，并尽快恢复床头高度。

（三）管饲相关并发症的护理

1. 胃肠道并发症

（1）腹泻：腹泻是EN最常见并发症，粪便量＞500ml/d或排便次数＞3次/天，连续超过2天即可认为是腹泻。护理措施如下。

1）选择合适的营养液，不含乳糖的营养液可防治因缺乏乳糖酶导致的腹泻，低脂营养液可预防脂肪含量过高所致的脂肪泻。

2）营养液应现用现配，避免污染，低温保存。

3）调整营养液的浓度、速度和量，逐步递增便于肠道适应。

4）严重营养不良引起的低蛋白血症和肠黏膜萎缩，以及大量使用广谱抗生素可导致肠道菌群失调，均可引起腹泻，应及时纠正。

5）定时评估肠鸣音及排便次数、量与性状。一旦发生腹泻应鉴别原因并对症处理。

（2）腹胀：腹胀是EN常见并发症，主要与营养液快速输注、温度过低、制剂类型选择不当、高渗透压、吸收不良等有关。护理措施如下。

1）营养液遵循现配现用、浓度由低到高、量由少到多、速度由慢到快的原则。

2）如患者出现腹痛、腹胀、肠痉挛等，排除患者存在肠梗阻后，可通过降低营养液浓度、减慢速度、更换营养液配方等来处理，也可进行腹部按摩。

3）必要时遵医嘱使用促胃肠动力药或给予开塞露或灌肠。

（3）恶心、呕吐：10%～20%的EN患者会发生恶心、呕吐，与营养液高渗透压导致胃潴留、营养液中脂肪比例过高、输液速度过快或量过大、营养气味难闻、乳糖不耐受等有关，其中胃排空延迟是最主要原因。因此，若怀疑患者出现的恶心、呕吐是由于胃排空延迟所致，应减慢输液速度，遵医嘱给予促胃动力药物；如果条件允许，向患者提供等渗、低脂肪EN制剂，并采用营养泵均匀、缓慢、恒温泵入。

2. 代谢性并发症

（1）糖代谢紊乱：EN过程中糖代谢异常有高血糖症或低血糖症。①高血糖症常见于糖尿病、过快输注营养液、高能量喂养等患者，应定时监测血糖，一旦出现高血糖，应降低营养液浓度及输注速度，遵医嘱给予胰岛素或降糖药。②低糖血症多由于营养液滴注过少、降糖药或胰岛素过量使用，或长期接受鼻饲突然停止者，因此停用肠内营养时应逐渐减量。

《肿瘤相关性高血糖管理指南（2021年版）》建议血糖控制目标分为三层：对于病情稳定、预计生存期长（超过5年）的患者，建议执行严格血糖控制；对于接受放疗、化疗、免疫治疗、应用糖皮质激素治疗期间的人群，建议控制血糖为一般目标；对于易发低血糖（＜3.9mmol/L）或并发急性心脑血管疾病的患者，血糖执行宽松管理目标（表9-1）。

表9-1　恶性肿瘤患者血糖控制目标

目标分层	严格	一般	宽松
空腹血糖或餐前血糖（mmol/L）	4.4～6.1	6.1～7.8	7.8～10.0
餐后2小时血糖或随机血糖（mmol/L）	6.1～7.8	7.8～10.0	10.0～13.9
HbA1c（%）	＜7.0	7.0～8.0	8.0～9.0

（2）水代谢异常：高渗性脱水在水代谢异常中发生率最高，在EN支持时，若患者自觉口渴，但心、肾及肝功能正常，可适当添加一些水分，并严密监测患者体重及每日出入水量。

（3）电解质紊乱：电解质紊乱与腹泻、营养液量不足或过多等有关，可导致高钠或低钠血症、高钾血症或低钾血症等。预防措施有准确记录24小时液体出入量，定期检查电解质，对症处理，及时补充。

（4）再喂养综合征：再喂养综合征（refeeding syndrome，RFS）指机体经过长期饥饿或营养不良，重新摄入营养物质后出现以低磷血症为特征的电解质代谢紊乱，对心脏、肝脏，以及呼吸系统、神经系统与肌肉系统产生不利影响，导致临床并发症甚至死亡。RFS主要发生在营养治疗后的72小时内，其主要临床症状包括低磷血症、低钾血症、低镁血症、维生素缺乏和钠潴留，其中低磷血症是最突出的表现，在肠外营养或肠内营养过程中均可发生。预防是最佳方式，营养支持应从低剂量开始，循序渐进，密切监测水、电解质及代谢反应。

3. 感染性并发症

（1）误吸、吸入性肺炎：吸入性肺炎是EN最严重的并发症，指误吸发生后，患者突然出现的呼吸功能障碍或衰竭。吸入性肺炎轻者可表现为烦躁、心率加快、呼吸急促并伴有泡沫样痰，有时仅伴低热、乏力症状；严重者可短时间发生急性肺水肿，表现为低血压、发绀、呼吸困难，甚至导致患者死亡。防止胃内容物潴留及反流是预防误吸、吸入性肺炎的根本。预防措施如下。①选择合适的喂养途径，如选择鼻空肠管进行幽门后喂养。②保持床头抬高。③为患者进行翻身、排痰等措施时应在EN操作前进行。④吸痰时吸痰管勿插入过深。⑤使用等渗营养液减少胃排空延迟。⑥每4小时检查胃内残留量，若胃内潴留液体＜200ml则维持原速度，若＞200ml时减慢速度或暂停输注。⑦妥善固定喂养管，定期监测位置。⑧保持患者口腔清洁，促进其舒适。⑨遵医嘱使用促胃动力药。一旦发生误吸，应立刻停止输注，并将胃内容物吸尽。如患者意识清醒，鼓励其咳嗽，咳出气管内液体；如果营养液颗粒进入气管，立即行气管镜检查并清除食物颗粒；必要时行机械通气；遵医嘱使用抗生素预防感染。

（2）营养液污染：配液或EN插管操作不规范、输注器具不清洁等都可引起营养液污染，应严格执行无菌操作规程。

4. 机械性并发症

（1）鼻、咽及食管损伤：主要由于喂养管粗且较硬，长期放置后压迫导致。预防措施如下。①选择管径适宜、刺激性小、质软的喂养管。②插管前充分润滑喂养管。③操作时动作轻柔。④喂养管妥善固定，防止扭曲、受压。⑤每日注意观察患者鼻腔黏膜的完整性。

（2）喂养管堵塞：主要与喂养管管径过小、未能及时冲管、药物与营养液不能互相溶解、营养液过于黏稠有关。预防措施如下。①选择合适的喂养管。②输注前后、连续输注过程中每4小时用20～30ml温水脉冲式冲管。③通过喂养管给药，应充分研磨并完全溶于溶剂中，给药后暂停营养液供给。④同时注意药物之间的配伍禁忌。一旦发生堵塞，可用温水不断抽吸管道，或使用胰酶或碳酸氢钠溶解沉淀物。

（3）喂养管移位和脱出：主要与喂养管固定不牢或缝线松脱、患者意识障碍或躁动不安或翻身不慎将喂养管自行拔出等有关。预防措施如下。①喂养管妥善固定。②固定喂养管的胶布潮湿、脱落时及时更换。③对躁动不安的患者，适当约束，必要时遵医嘱给予镇静剂。

（4）造口并发症：包括胃造口并发症和空肠造口并发症。胃造口并发症常与胃管和腹前壁之间无严密固定有关，表现为胃内容物的溢出及造口出血。空肠造口并发症因操作人员技术问题或肠管异常蠕动导致，表现为造口出血、喂养管脱出、造口管周围渗漏及皮肤感染或糜烂。因此需将造口管完好固定，经常查看造口周围情况，及时发现问题对症处理。

5. 精神心理并发症　由于知识缺乏、带管后感觉不适、长期营养支持费用高、无法经口进食等原因，患者易产生焦虑、恐惧甚至抑郁的消极心理。向患者及其家属做好健康教育，告知其EN相关步骤、意义及注意事项，消除患者不安心理。插管时规范操作减轻患者不适。做好心理护理，指导患者通过听音乐等方式转移注意力。鼓励患者进行咀嚼运动，满足其咀嚼的心理要求。

四、肠外营养支持护理

（一）启动时机

如果食管癌患者经EN无法满足60%目标需要量3～5天，或中、重度营养不良患者不能经EN达到预期效果，或EN存在禁忌证，应根据病情和营养评估，尽早启动PN。食管癌患者因食欲减退、早饱、吞咽障碍、治疗不良反应等摄入不足时，可进行补充性肠外营养（supplemental parenteral nutrition，SPN）。

（二）输注方式

1. 单瓶输注　该法是目前临床常见的输注方式，但易出现静脉炎甚至肝损伤等多种并发症，因此不提倡。

2. 多瓶串输　多瓶营养液可通过“三通”或Y型输液接管混合串输，但是这种输注方式会导致串联的液体出现不均匀输入现象，另外有可能出现严重的静脉炎，因此不宜提倡。

3. 全合一（all-in-one）输注　指在无菌技术条件下将所需肠外营养成分（葡萄糖、脂肪乳剂、氨基酸、电解质、维生素及微量元素）混合在营养袋内输注。此法输入更方便、对合成代谢更合理。在输注时根据患者病情、年龄、肝肾功能选择肠外营养液成分、量及输注速度。

4. 即用型商品化全合一输注　新型全营养液产品（两腔袋、三腔袋）可在常温下保存24个月，避免了医院内配制营养液的污染问题，安全便捷。缺点是无法做到配方个性化，应选择肝肾功能正常者使用。

5. 肠外营养液配制　严格执行无菌操作，且应一次性不间断地完成配制操作，并不断轻摇三升袋，使其混合均匀。配制完毕后，排净袋中空气并观察是否出现开裂、渗漏、沉淀、异物、变色等异常情况。配制好的营养液用标签标明其总容量、成分、建议输注时间和有效期等，并储存于2～10℃的冰箱内备用，若超过24小时不宜使用。

（三）输注途径

PN输注途径包括外周静脉置管、CVC（颈内静脉导管、锁骨下静脉导管和股静脉导管等）、PICC和TIVAP，选择时需综合考虑食管癌患者的病情、营养溶液渗透压、预计使用时间、血管条件和护理环境等因素。为预防肠外营养导管相关并发症的发生，建议使用中心静脉置管途径。

（四）常见并发症护理

1. 导管相关性并发症　PN输注过程中常见的导管相关性并发症包括静脉炎、血栓形成、导管折断、导管源性感染等。在临床护理中应参考《静脉治疗护理技术操作标准》预防导管相关性并发症。一旦发生，应积极采取措施。

2. 机械性并发症　机械性并发症包括空气栓塞、血气胸、出血和血肿等，在置管过程中应严格按照操作标准进行置管，预防此类并发症的发生。

3. 代谢性并发症

（1）血糖代谢紊乱：PN支持治疗将葡萄糖直接输入患者的循环系统，机体对PN刺激引起的胰岛素分泌具有滞后性和强度降低现象，导致血糖浓度不稳定，尤其容易发生在输入速度改变时。PN相关性高血糖是最常见的PN并发症。临床应定时监测血糖变化，根据血糖适当调节营养液滴速。必要时输注肠外营养液同时补充外源性胰岛素；输注速度不宜过快，一般控制在100～120ml/h，全天输注时间≥12小时；避免突然中断营养液输注；定时轻轻振荡袋壁，防止胰岛素吸附在PVC袋上；加强巡视，患者出现不适症状时应立即测血糖并对症处理。血糖控制目标见表9-1。

（2）电解质紊乱：电解质紊乱最常见的有高钾血症和低钾血症。高钾血症见于肾功能受损、呼吸性酸中毒、药物干预及静脉输注钾过多的患者，低钾血症主要见于肠道吸收功能障碍、代谢性碱中毒、再喂养综合征、接受胰岛素与儿茶酚胺治疗、袢利尿药物治疗等。

4. 临床表现及治疗

（1）高钾血症表现为四肢肌肉痉挛、麻木或刺痛、恶心或呕吐、胸痛、心律失常等。护理措施包括持续监测血钾变化，高钾血症患者必要时进行静脉注射碳酸氢钠、常规胰岛素和葡萄糖、循环利尿等；严重时行静脉透析治疗。

（2）低钾血症表现为全身无力、异常恶心或呕吐等，严重者肌肉坏死、呼吸困难、心律失常甚至死亡。治疗措施：患者若轻度低钾，可在PN中进行补充，若严重应采取其他补钾措施。

第四节　家庭营养管理

一、概述

家庭营养治疗包括家庭肠内营养（home enteral nutrition，HEN）和家庭肠外营养（home parenteral nutrition，HPN），需要由多学科专业化团队，在家庭、社区及养老机构为患者提供家庭全程营养管理服务。

二、家庭营养管理团队

多学科团队组成有专科医生、营养师、药剂师、护士、家属等，主要负责营养评估、干预与监测、患者的教育和追踪（表9-2）。

表9-2　家庭营养管理团队职责及分工

分类	家庭营养管理角色任务	临床营养师	护士	专科医生	药剂师	家属
筛查/评价	营养风险筛查	√	√	(－)	(－)	(－)
	营养评估	√	√	√	(－)	(－)
	临床综合评估	√	(－)	√	(－)	(－)
	社会心理评估	(－)	√	√	(－)	(－)
计划	确定营养需求目标	√	(－)	√	(－)	(－)
	确定营养治疗方案（途径、地点、时间等）	√	√管饲	√	(－)	√
实施	说明营养干预方案	√	(－)	(－)	(－)	√
	说明营养实施操作规范及注意事项	√	√管饲	(－)	√肠外营养	√
	建立营养摄入途径	(－)	√管饲和肠外营养	(－)	(－)	(－)
	执行营养实施方案	√营养教育	√营养教育	(－)	√肠外营养	√营养教育
	营养方案执行情况	√	√	(－)	(－)	(－)

续 表

分类	家庭营养管理角色任务	临床营养师	护士	专科医生	药剂师	家属
监测	营养状况再评估	√	√	(-)	(-)	(-)
	评估家庭肠内/肠外营养管理的有效性	√	√	√	(-)	(-)
	耐受性和依从性评估	√	√	(-)	(-)	(-)
	并发症处理	√	√	(-)	(-)	√
	是否继续家庭营养管理或改变方案	√	(-)	√	(-)	√

注：√，有；(-)，无。临床营养师指具有相关资质认证，可从事临床营养工作的营养师。护士需接受过营养治疗相关训练并且具有相关经验。药剂师指具有相关资质认证的药剂师。

三、营养治疗途径及护理

（一）家庭肠内营养

1. 适应证及禁忌证

（1）适应证：适用于病情稳定，但需长期营养治疗且胃肠道功能正常的食管癌患者，在患者无法进食或经口进食无法满足营养需求时，同意并能够遵守HEN治疗，如术前出现营养不良、术后出院未恢复经口进食或经口进食无法满足营养需求、放化疗期间摄入不足的食管癌患者。

（2）禁忌证：预期寿命不到1个月；存在严重肠功能障碍、胃肠道梗阻、胃肠道出血、严重吸收不良或严重代谢失衡等疾病；患者和/或家属不同意HEN计划，均不应实施HEN。

2. 途径选择及护理　家庭肠内营养是医院肠内营养的一种延续，因此其途径选择及护理与院内肠内营养一致，具体见本章第三节。

3. 健康教育　HEN的实施者为患者或其照顾者，因此需对患者及照顾者进行有计划的、重复的和渐进的培训和教育。

（1）教育方式：小范围集体讲座、个性化营养咨询、一对一操作演练、营养相关手册、视频及公众号等多种形式。

（2）教育内容：告知患者营养治疗的目的及重要性；个性化营养治疗目标和方案；营养支持相关的系统培训，如肠内营养输注操作流程、营养泵使用方法及常见故障处理、护理注意事项（冲管、鼻贴更换、常见并发症的预防及处理等）、患者的基本情况和营养指标的监测和记录等。

4. 随访与监测　出院当天随访1次，出院后1周内再随访1次，让患者迅速适应家庭营养治疗。以后每周进行1次家庭随访，直至患者逐渐熟悉各种操作后，可改为每个月1次。随访内容主要为了解营养治疗进行的情况，纠正不恰当之处。监测患者的基本营养指标，如体重、上臂围、肱三头肌皮褶厚度，并检测肝肾功能及电解质等情况。若发现异常，应及时调整患者的营养方案，并积极复查直至恢复正常。若出现任何无法解决的不适或并发症，患者和家属应随时与营养治疗小组成员取得联系，小组成员了解其营养摄入情况，解答患者提出的问题，督促患者定期自测体温、体重，并监督患者到医院复查血常规、血生化等指标，了解营养治疗的效果，随时调整患者营养治疗方案。

5. 终止　当达到目标体重并且患者的口服摄入量满足维持量时，或患者生命到达终末期时HEN弊大于利，应中止HEN。

（二）家庭肠外营养

HPN治疗的指征为不能足量进食或管饲来维持营养需求的患者、有严重消化功能减退的患者、由于缺乏进食而有营养不良风险的患者、肠内营养尝试失败或不充分的患者。不同于住院期间的肠外营养，HPN的安全实施对患者及其家属的要求较高，要求患者及其家属的认知能力和日常行为能力无明显障碍，能够胜任HPN的日常管理。患者出院前，医护人员对患者及其家属实施HPN技术及相关知识的教育及培训，包括营养治疗的目的和目标、无菌操作基本规程、肠外营养液的配制及输注、导管护理、输液泵的使用和维护、常见并发症的识别及防治，以及营养治疗疗效的评价和自我监测等。须在具有资质的医护人员监督下反复独立实践HPN的全部操作过程，做到准确熟练掌握，并通过视频或宣传册等方式进行宣教，培训合格后方可出院。由于HPN需要较高的技术要求、医疗成本且容易出现并发症，因此从某种程度上其实施受到了限制，难以开展。但随着“互联网＋”的发展，我们应积极寻找适合我国HPN开展的方式。

第十章

食管癌康复期护理

第一节 概　　述

一、食管癌康复的意义及现状

（一）食管癌康复的意义

食管癌康复涵盖多个方面，包括身体、心理和社会层面的恢复。旨在帮助食管癌患者在治疗后恢复健康，提高生活质量，并尽可能地回归正常的生活。食管癌康复的目标主要归结为以下三个方面。

1. 身体恢复　通过适当的营养支持、体力活动和康复训练，改善身体的功能，增强体力和耐力。

2. 心理健康　提供心理支持，帮助患者缓解疾病带来的压力和焦虑，促进情绪的调整和心理的适应。

3. 社会回归　帮助患者重新融入社会，恢复工作能力和社交生活，减少疾病对生活的影响。

（二）食管癌康复现状

虽然食管癌康复的重要性得到了广泛认可，但目前仍存在一些挑战。首先，食管癌的治疗可能导致身体功能的受限，如吞咽困难、疼痛和呼吸问题，均需要专门的康复治疗对其进行缓解。其次，患者可能面临心理和社会方面的困扰，如恐惧复发、经济压力和社交隔离等。为了改善现状，多学科团队合作至关重要，包括医生、康复师、心理专家等，提供综合康复方案，同时提高患者及其家属对康复的认识，促进其积极参与，也将对康复效果产生积极影响。

总之，尽管食管癌的康复管理目前仍存在挑战，但通过临床努力，食管癌患者的康复前景正逐渐改善，有助于创造更美好的康复前景。

二、食管癌康复管理策略与模式

食管癌康复管理的策略与模式对于提高患者的生活质量和康复效果至关重要，以下是一些常见的策略与模式。

1. 多学科团队合作　组建包括医生、护士、康复治疗师、营养师、心理医生等专业人员的团队，共同根据患者的实际情况，为其制订和实施康复计划。

2. 阶段性　食管癌患者在康复过程中需进行定期评估，了解患者的身体功能、营养状况、心理状态等，根据评估结果调整康复计划。

3. 营养管理　提供个性化的营养指导，确保患者获得足够的营养支持，改善身体状况。

4. 物理治疗　通过康复训练、呼吸训练等，提高患者的体力和耐力，改善吞咽功能。

5. 心理支持　关注患者的心理健康，为其提供心理咨询、心理治疗等支持，帮助患者应对疾病带来的压力。

6. 社会支持　鼓励患者参与社会活动，提供就业指导、家庭支持等，帮助患者重新融入社会。

7. 健康教育　对患者和家属进行疾病相关知识的宣教，提高他们对康复的认识和自我管理能力。

8. 延续性护理　确保患者在出院后仍能得到良好的护理和康复支持，建立有效的随访机制。

9. 智能康复　利用互联网、移动应用等技术，为患者提供远程康复指导和监测。

10. 康复社区　建立患者康复社区，促进患者之间的交流和互助，增强患者的康复信心。

总之，上述食管癌康复管理策略与模式的综合应用可以为食管癌患者提供全面的康复管理，帮助其更好地应对疾病，提高生活质量。同时，不断探索和创新康复管理模式，结合个体差异，为患者提供更加个性化、专业化的康复服务，也是未来食管癌康复管理的发展方向。

三、食管癌康复计划的制订

由于食管癌患者的病情和需求均有所不同，所以通过制订康复计划，并且根据患者的具体情况制定个性化康复方案，确保康复治疗的针对性和有效性。食管癌的康复涉及身体、心理和社会等多个方面，康复计划可以综合考虑这些方面，提供全面的康复措施，帮助患者实现身心的全面恢复，具体计划如下。

1. 评估与目标设定　首先，进行食管癌患者全面的身体评估，包括吞咽功能、体力状况、营养状况等。其次，根据评估结果，与相关医生和康复人员共同为食管癌患者设定明确的康复目标，如改善吞咽功能、提高体力等。

2. 方案的施行

（1）营养管理：制定个性化的营养计划，确保患者获得足够的营养支持，包括饮食调整、补充特殊营养制剂等。

（2）吞咽训练。

（3）由专业的康复治疗师指导吞咽训练，包括口腔肌肉锻炼、调整吞咽姿势和速度等。

（4）体力恢复：制定适当的运动计划，如散步、瑜伽、呼吸训练等，帮助患者提高体力和耐力。

（5）心理支持：关注患者的心理健康，提供心理咨询、支持小组或心理治疗等，帮助患者应对疾病带来的压力和情绪困扰。

（6）社会回归：协助患者重新融入社会，包括提供就业指导、社交支持等。

（7）患者教育：定期为食管癌患者提供疾病相关知识的教育，帮助患者理解康复过程，提高自我管理能力。

（8）家属支持：鼓励食管癌患者家属参与康复计划，为其提供必要的支持和帮助。

3. 定期评估与调整　定期评估康复效果，根据患者的进展和需求，及时调整康复计划，确保康复治疗的有效性。

综上所述，在制订食管癌患者康复计划时，需要充分考虑患者的个体差异和需求，确保计划的可行性和有效性。同时，康复计划应具有灵活性，能够根据患者的病情变化和康复进展进行调整。通过制定科学合理的康复计划，食管癌患者可更好地应对疾病，提高生活质量，实现全面康复。

第二节　症状管理

一、食管癌手术并发症的症状管理

食管癌手术后可能会出现一些并发症，以下是一些常见并发症的症状管理措施。

1. 吻合口瘘　症状包括发热、胸痛、咳嗽和呼吸困难等，管理措施包括密切观察症状、保持引流管通畅、给予抗生素治疗等。若患者的瘘口较小，可通过保守治疗愈合。若瘘口较大，可能需要手术介入干预。

2. 肺部感染　术后患者的呼吸功能可能受到影响，容易发生肺部感染，可通过定期翻身拍背、鼓励患者咳嗽、咳痰，给予抗生素治疗等。必要时需要进行呼吸机辅助呼吸干预。

3. 反酸　避免食用辛辣、油腻、酸性食物，避免饮用咖啡、茶和碳酸饮料；少食多餐，避免过饱；睡觉时可抬高床头，以减少胃酸反流；根据医生建议，使用抑制胃酸分泌的药物（如PPC）和胃黏膜保护剂；戒烟戒酒，避免穿紧身衣物，避免过度弯腰。

4. 声音嘶哑　尽量少说话，避免大声喊叫；多喝水，或使用加湿器增加环境湿度；尽量避免长时间讲话，让声带得到充分休息；通过物理按摩，如喉部按摩、热敷等，有助于缓解症状；在医生指导下进行声带康复训练，如发声练习等。

5. 吻合口狭窄　吻合口狭窄会导致吞咽困难，可通过指导患者早期进行相关的吞咽训练、定期扩张吻合口等；若患者吻合口严重狭窄，可通过内镜下扩张或手术治疗。

6. 出血　手术后可能会出现少量出血，无需特殊处置。但大量出血则需要对患者进行密切观察，包括出血情况、控制血压，必要时进行手术止血等。

7. 营养不良　手术后患者的消化吸收功能可能会受到影响，容易出现营养不良，营养师可根据患者的实际情况为其提供充足的营养支持、调整饮食结构，必要时给予EN或PN。

总之，为了减少并发症的发生，术后的护理非常重要。食管癌患者需要遵循医生的建议，按时服药、注意饮食、保持良好的生活习惯等。同时医生和护士也需要密切观察患者的病情，及时发现并处理并发症。

二、食管癌放疗并发症的症状管理

食管癌放疗后可能会出现一系列的并发症，以下是一些常见并发症的症状管理措施。

1. 放射性食管炎　是放疗常见的并发症之一，患者会出现吞咽疼痛、胸骨后疼痛等症状，可通过以下措施进行管理，包括保持口腔清洁、饮食调整（如选择软质、易消化食物）、使用药物（如黏膜保护剂、镇痛药）等。

2. 放射性肺炎　患者主要临床表现为发热、咳嗽、呼吸困难等，症状较轻者可通过休息、吸氧等方式缓解，严重者可能需要使用糖皮质激素、抗生素等药物治疗。

3. 放射性皮炎　皮肤可能出现发红、瘙痒、干燥等症状，患者应保持皮肤清洁，避免摩擦和刺激，使用保湿剂和药物（如皮质类固醇）来缓解症状。

4. 骨髓抑制　放疗在一定程度上会导致白细胞、血小板计数减少，患者需要定期检查血常规，必要时使用升白药或输血治疗。

5. 胃肠道反应　如恶心、呕吐、腹泻等，可通过饮食调整、使用止吐药和止泻药来缓解症状。

6. 疲劳　放疗后患者常感到疲劳，建议患者合理安排休息时间，保证充足的睡眠，适当进行体育锻炼。

三、食管癌化疗并发症的症状管理

食管癌化疗并发症的症状较多，而临床管理需要综合考虑患者的具体情况，以下是一些常见的管理措施。

1. 恶心和呕吐　是化疗最常见的并发症，主治医生可通过为患者开具止吐药物来帮助缓解症状，患者可尝试少量多餐，避免油腻、刺激性食物。

2. 脱发　化疗可能导致脱发，患者可选择戴帽子、假发等方式来应对。通常在化疗结束后，头发会逐渐生长恢复，此时需对患者进行心理干预。

3. 口腔溃疡　保持口腔清洁，经常漱口，使用温和的口腔护理产品；饮食上避免辛辣、过热的食物，以减轻口腔不适。

4. 骨髓抑制　定期进行血常规检查，监测白细胞、红细胞和血小板等指标；若出现骨髓抑制，在医生的评估下可使用升白药或输血等支持治疗。

5. 疲劳和乏力　合理安排休息和活动时间，保证充足的睡眠；适度进行一些轻松的运动，如散步，避免过度劳累。

6. 免疫系统抑制　应注意个人卫生，预防感染；避免前往人群密集的场所，如有必要，可接种疫苗。

7. 肝肾功能损害　定期检查肝肾功能，如有异常，应及时调整化疗药物剂量或给予相应的治疗。

总之，在放、化疗过程中，患者应密切关注自身的症状变化，及时与医生沟通。医生会根据患者的具体情况调整治疗方案，以减少并发症的发生和缓解症状。同时，食管癌患者也需注意饮食营养、保持良好的生活习惯，提高自身的免疫力，若并发症严重或持续不缓解，医生可能需要考虑调整化疗方案或采取其他治疗措施。

四、食管癌靶向治疗并发症的症状管理

食管癌靶向治疗可能会引起一些并发症，以下是一些常见并发症及症状管理措施。

1. 皮肤反应　如皮疹、瘙痒等，患者应保持皮肤清洁，避免摩擦和刺激，使用保湿剂；若症状严重，可使用抗组胺药或糖皮质激素。

2. 胃肠道反应　包括恶心、呕吐、腹泻等。护理人员可联合营养师对患者进行饮食调整，避免油腻、辛辣食物，必要时使用止吐、止泻药物。

3. 肝酶升高　定期监测肝功能，如肝酶升高，可使用护肝药物。

4. 手足综合征　手脚出现红肿、疼痛、脱皮等症状。住院治疗期间，应避免手脚过度受压或摩擦，使用保湿剂，必要时可使用药物治疗。

5. 口腔黏膜炎　口腔疼痛、溃疡等。指导患者保持口腔清洁，使用温和的口腔护理产品，避免刺激性食物。

6. 心脏毒性　如心悸、胸闷等。定期进行心脏功能检查，如有异常，可使用保护心脏的药物。在靶向治疗过程中，患者应密切关注自身症状，及时与医生沟通，必要时可能会暂停靶向治疗或更换治疗药物。同时，患者也应注意饮食、休息，保持良好的生活习惯，提高自身免疫力。

五、食管癌免疫治疗并发症的症状管理

食管癌免疫治疗可能会引起一些并发症，以下是一些常见并发症的症状管理措施。

1. 免疫相关肺炎　在免疫治疗中较为常见，患者可能出现咳嗽、呼吸困难等症状。管理措施：停止免疫治疗、使用糖皮质激素等药物进行治疗。若症状严

重，可能需要吸氧或进行无创通气。

2. 免疫相关心肌炎 表现为胸痛、呼吸急促、心悸等。管理措施：停止免疫治疗、休息、使用心脏保护药物等；在严重的情况下，可能需要安装心脏起搏器。

3. 免疫相关内分泌疾病 如甲状腺功能减退、甲状腺功能亢进等，会导致患者出现疲劳、体重变化、情绪波动等症状。管理措施：定期监测甲状腺功能、根据需要给予甲状腺激素替代治疗或抗甲状腺药物治疗。

4. 皮肤不良反应 如皮疹、瘙痒等。可通过保持皮肤清洁、使用保湿剂和止痒药物来缓解症状；若症状严重，可能需要调整免疫治疗方案。

5. 其他免疫相关不良反应 包括胃肠道反应、肝酶升高、肾功能损害等。针对这些并发症，需要根据具体症状和严重程度进行相应的管理，如使用药物治疗、调整饮食等。

6. 心脏毒性 同食管癌靶向治疗。

总之，在对食管癌患者进行免疫治疗期间，患者需要密切关注自身身体状况，如出现异常症状，应及时告知医生。医生会根据具体情况进行诊断和治疗，并调整治疗方案。

六、食管癌晚期症状的管理

1. 饮食管理 食管癌晚期患者可能会出现吞咽困难，此时饮食管理非常重要。可选择柔软、易消化的食物，如流食或半流食，避免食用辛辣、油腻、刺激性食物。同时，注意饮食的均衡和营养，以维持身体的能量需求。

2. 疼痛管理 晚期食管癌可能会导致疼痛，影响患者的生活质量。临床护理人员可以根据患者的疼痛程度，为其选择合适的镇痛药来缓解疼痛。此外，还可以尝试采用一些放松技巧，如深呼吸、冥想等，以帮助减轻疼痛。

3. 心理支持 对于处于晚期的食管癌患者而言，其可能会出现焦虑、抑郁等情绪问题，此时家人和朋友的关心和支持对患者的心理康复至关重要，必要情况下，也可以考虑寻求心理咨询或心理治疗。

4. 康复锻炼 在患者身体状况允许的情况下，可进行适量的康复锻炼，如散步、瑜伽等，以帮助提高患者身体的免疫力和体力，但应以耐受为宜。

5. 定期随访 按照医生的建议定期进行复查和随访，及时了解病情的变化，以便调整治疗方案，随访过程中还可询问或督促以下内容：①严格按照医生的建议进行治疗和康复，居家期间不应自行增减药物或停止治疗。②注意保持口腔清洁，饭后漱口，早晚刷牙，预防口腔感染。③关注患者的生活质量，指导家属为其提供舒适的生活环境，保证充足的睡眠和休息。

6. 社会支持　参加患者支持组织或与其他患者交流，分享经验和信息，获取更多的支持和帮助；患者及其家属应与医生密切合作，共同制定最适合患者的康复方案。

第三节　心理康复

一、食管癌患者心理状态概述

1. 食管癌患者可能出现的心理状态　食管癌患者的心理状态可能受到多种因素的影响，以下是一些可能出现的心理状态。

（1）恐惧和焦虑：对疾病的不了解和对治疗结果的担忧可能导致患者产生恐惧和焦虑情绪。

（2）抑郁：面对疾病和治疗带来的身体与生活变化，患者可能会感到沮丧和无助，出现抑郁情绪。

（3）压力和负担：治疗费用、家庭负担等可能给患者带来心理压力。

（4）孤独感：患者可能因为疾病而感到与他人有距离，产生孤独感。

（5）不确定感：对疾病的发展和治疗效果的不确定性可能使患者感到困惑和不安。

2. 食管癌患者心理状态应对建议　食管癌患者上述心理状态可能会对患者的治疗依从性、生活质量和预后康复产生负面影响。因此，关注食管癌患者的心理健康极为重要。心理支持可以帮助患者更好地应对疾病，具体心理支持应对措施如下。

（1）提供信息和教育：帮助患者了解疾病的相关知识、治疗方案和预期结果，能够减轻他们的不确定感和恐惧。

（2）为患者提供心理支持和关怀、心理咨询和治疗：家人、朋友和医疗团队的关心、支持和帮助，均可使患者感到被爱，帮助患者应对情绪问题。

（3）社会支持：患者可以参加病友支持小组或在线论坛，与其他患者分享经验和感受，获得情感支持和实用建议。

（4）保持积极心态：鼓励患者保持乐观的态度，积极参与康复活动，如锻炼、社交等。

（5）解决实际问题：帮助患者解决可能导致心理压力的实际问题，如经济困难、家庭照顾等。

总之，通过关注和支持食管癌患者的心理状态，可帮助患者更好应对疾病，使其积极调整心态，与家人和医生共同努力，战胜疾病。

二、食管癌患者不同时期的心理变化

食管癌患者在不同阶段的心理变化可能会受到多种因素的影响，以下是每个阶段心理变化的情况。

1. 确诊初期

（1）震惊和否认：突然得知自己患有食管癌，患者可能会感到震惊和难以置信，甚至会否认疾病的存在。

（2）恐惧和焦虑：对癌症的恐惧及对治疗过程和未来的担忧，可能导致患者产生焦虑情绪。

（3）悲伤和抑郁：面对疾病可能带来的生命威胁和生活改变，患者可能会感到悲伤和抑郁。

2. 治疗期间

（1）焦虑和压力：治疗过程中的手术、化疗、放疗等可能带来身体不适和副作用，患者可能会感到焦虑和压力增加。

（2）不确定感：对治疗效果的不确定，以及对疾病进展的担忧，可能使患者感到迷茫和不安。

（3）希望和乐观：随着治疗的进行，患者可能会对治疗产生希望，并尝试保持乐观的态度。

3. 康复阶段

（1）担忧复发：即使治疗结束后，患者仍可能担心疾病复发，这可能导致持续的焦虑。

（2）适应新生活：康复期间，患者需要适应身体的变化和新的生活方式，这可能带来一定的心理压力。

（3）感激和希望：经历了疾病的挑战后，患者可能会对生活充满感激，并对未来抱有希望。

4. 晚期阶段

（1）绝望和悲伤：疾病晚期的食管癌患者可能面临更严重的症状和预后不佳的情况，易引发绝望和悲伤的情绪。

（2）担忧家人：患者可能会担心自己的疾病对家人造成影响，如经济负担和照顾压力。

（3）接受和安宁：部分患者会逐渐接受疾病的现实，并寻求内心的安宁和平静。

总之，需要注意的是，每个阶段患者的心理变化不同且不呈线性关系，并且会随着个人经历和应对能力的不同而有所差异，而通过予以患者心理咨询、支持团体、家庭和朋友的陪伴等管理干预，均会对患者的心理健康产生积极影响。此外，患者自身的积极心态和心理调适技巧也能够帮助他们更好地应对疾病带来的心理压力。

三、心理康复的原则及方法

1. 心理康复的原则

（1）个性化原则：每个患者的心理状况和需求都是独特的，心理康复应该根据个体差异来制定个性化的方案。

（2）全面性原则：心理康复还应该考虑到身体健康、社会支持等多个方面，进行全面的干预。

（3）阶段性原则：根据患者在不同阶段的心理变化，提供相应的支持和干预措施。

（4）综合性原则：综合运用多种心理康复方法和技术，如心理咨询、心理治疗、社会支持等，以达到最佳的康复效果。

（5）科学性原则：运用科学的理论和方法来指导心理康复，确保干预的有效性和可靠性。

（6）预防为主原则：通过提供心理健康教育、培养应对技能等方式，预防心理问题的发生和发展。

（7）家庭参与原则：鼓励患者的家庭成员参与心理康复过程，提供情感支持和帮助。

（8）专业指导原则：心理康复需要专业人员的指导和帮助，如心理医生、心理咨询师等。

上述原则的综合应用可以帮助食管癌患者更好地应对疾病带来的心理挑战，促进心理康复，提高生活质量。

2. 心理康复的方法

可通过以下心理康复方法改善患者的不良情绪，提升患者生活质量。

（1）认知行为疗法：帮助患者识别和改变负面的思维模式和行为习惯，培养积极的应对策略。

（2）问题解决技巧：教导患者如何分析和解决问题，增强他们应对困难的能力。

（3）放松训练：如深呼吸、渐进性肌肉松弛、冥想等，有助于缓解焦虑和压力。

（4）情感表达：鼓励患者通过写作、绘画、倾诉等方式表达内心的感受，释放情绪。

（5）心理支持：提供情感上的支持和理解，让患者感到被关心和不孤单。

（6）心理意义寻求：帮助患者找到生活的目标和意义，提升内心的满足感和幸福感。

（7）心理教育：提供关于疾病、治疗和康复的知识，提升患者的认知和应对能力。

（8）正念训练：培养患者对当下的觉察和接受，减少焦虑和抑郁。

第四节 运动康复

一、运动康复概述

运动康复是一种综合性的康复方法，旨在通过运动训练和活动来帮助患者恢复身体功能、改善健康状况和提高生活质量。运动康复的核心是根据个体的身体状况、健康问题和康复目标，设计并实施针对性的运动计划。其可以应用于各种人群，包括患有疾病或受伤后处于康复阶段的人、老年人、残疾人等。

二、运动康复在食管癌康复中的地位

对于食管癌患者而言，运动康复可以在不同阶段发挥重要作用。例如：①治疗期间，适当的运动可以增强身体的抵抗力，减轻治疗带来的副作用；运动还可以促进血液循环，提高心肺功能。②康复阶段，运动康复可以帮助患者逐渐恢复体力和身体功能，包括散步、慢跑、举重、俯卧撑等，可增强肌肉力量、提高耐力和灵活性。

但需要注意的是，运动康复应该根据患者的个体状况和康复阶段进行定制，以确保运动的安全性和适应性，通过寻求专业康复师的意见，可根据患者的身体状况、治疗情况和康复目标，为其制定合适的运动方案。此外，运动康复不仅仅是身体上的训练，还包括心理层面的支持，因为运动可以促进内啡肽的分泌，调节情绪，减轻焦虑和抑郁。同时通过运动，患者可以增强自信心和积极心态，更好地应对疾病带来的挑战。总的来说，运动康复是食管癌患者综合康复计划中的重要组成部分，但在进行运动康复时，要注意适度、循序渐进，并在专业指导下进行。

三、运动处方的制订和实施

1. 健康评估　在制订运动处方之前，需要对食管癌患者进行全面的健康评估，包括疾病状况、治疗情况、身体功能、体力状况等，上述健康方面的评估可通过医生的诊断、体检和相关检查来完成。

2. 设定目标　根据患者的健康评估结果，与患者共同设定具体的运动康复目标，包括提高体力、增强肌肉力量、改善呼吸功能、减少疲劳等。

3. 选择运动类型　根据患者的身体状况和目标，选择适合的运动类型。通常情况下对于食管癌患者而言，可以选择低强度的有氧运动，如散步、慢跑、骑自行车等，以及适当的力量训练，如哑铃练习、墙壁俯卧撑等。此外，也可以考虑进行一些柔韧性和平衡训练。

4. 设定运动强度和时间　运动强度应该适中，逐渐增加。初始阶段可以选择较短的运动时间，随着身体适应情况逐渐延长，如由开始的10～15分钟，逐渐增加到30分钟或更长时间，具体的强度和时间应根据患者的体力和耐力来调整。

5. 设定频率和进度　一般来说，每周进行至少3～5次运动，每次运动可以分为多个小段进行；根据患者的身体反应和进展情况，逐渐增加运动的难度和强度。

6. 个性化调整　每个患者的身体状况和需求都不同，因此，运动处方需要根据个体差异进行调整。考虑到患者可能存在的疼痛、疲劳或其他不适，要相应地调整运动计划。

7. 监督和反馈　在运动处方的实施过程中，需要密切监督患者的运动进展和反应；患者应及时反馈身体的变化和不适，以便及时调整运动计划。

8. 定期评估和调整　定期对患者的运动效果进行评估，根据评估结果调整运动处方，帮助确保运动计划的有效性，并根据患者的康复情况进行必要的改进。

9. 安全注意事项　强调运动中的安全注意事项，如正确的姿势、适当的热身和冷却、避免过度疲劳等。若患者有任何不适或疑虑，应立即停止运动并咨询医生。

四、食管癌康复期患者运动的注意事项

对于食管癌康复期的患者，运动是促进康复的重要组成部分，但在进行运动时需要注意以下几点。

1. 咨询医生意见　在开始任何新的运动计划之前，务必咨询医生或康复师的意见，其可根据患者的具体情况提供个性化的建议和指导。

2. 选择适合的运动　根据患者的身体状况选择合适的运动项目，低强度的有氧运动，如散步、太极拳等，以及温和的力量训练，如轻量级的举重或弹性带训练。

3. 循序渐进　开始运动时要缓慢、逐渐增加运动量和强度；避免过度劳累，以免对身体造成过大负担；避免高强度的运动，如剧烈的跑步、举重等。

4. 注意呼吸　运动时要注意呼吸顺畅，避免过度用力呼吸或憋气。深呼吸有助于放松身体和提高氧气供应。

5. 注意姿势　保持正确的姿势可以减少受伤的风险，并提高运动效果。如果不确定正确的姿势，可以请教专业教练或康复师。

6. 注意休息和恢复　给身体足够的时间来休息和恢复，不要过度运动，避免连续进行高强度的运动，要合理安排运动和休息的时间；在运动过程中，注意身体的反应，若出现疼痛、呼吸困难、头晕等不适，应立即停止运动，并及时咨询医生。

第五节　食管癌康复期患者的延续性护理

一、概述

食管癌延续性护理指在患者出院后，为了保障患者的康复和健康，所提供的一系列持续的护理服务，其目的是帮助患者在家庭和社区环境中更好地管理疾病，提升生活质量。食管癌延续性护理包括多个方面，如病情监测、营养支持、康复训练、心理关怀、药物管理和定期随访等。通过这些方面的护理，可以及时发现和处理患者可能出现的问题，促进患者的康复，提高他们的生活质量和自理能力。同时，延续性护理也可以为患者提供心理上的支持，帮助患者更好地应对疾病带来的压力和挑战。此外，延续性护理还需要患者及其家属的积极参与和配

合。患者需要按照医生或护理人员的指导，进行自我管理和监测，如按时服药、注意饮食、进行适当的运动等。同时，家属也需要给予患者足够的关心和支持，帮助完成护理任务，并及时向医护人员反馈患者的情况。

总的来说，食管癌延续性护理是一个综合性的护理过程，其强调了患者在疾病康复过程中的主体地位，通过医护人员、患者和家属的共同努力，为患者提供全方位的护理支持，以促进患者的全面康复。

二、不同阶段食管癌患者的随访时间及建议

（一）不同阶段食管癌患者的随访时间

1. 治疗期间　术后初期可能需要较频繁地随访，如每周或每2周1次；随着恢复情况的稳定，随访时间可以逐渐延长至每月1次。

2. 放疗或化疗期间　根据治疗计划，通常会在每个治疗周期结束后进行随访，以评估治疗效果和副作用。

3. 治疗结束后的恢复期（一般为治疗后的1～5年）

（1）第1年：每3～6个月随访1次，进行身体检查、血常规、肿瘤标志物等检查。

（2）第2年：每6～12个月随访1次，包括影像学检查（如胸部CT、腹部超声等）。

（3）第3～5年：根据患者的情况，每年随访1次或根据医生建议调整。

4. 长期随访（治疗结束5年后）　一般每年随访1次，进行常规体检和必要的检查。

需要注意的是，上述食管癌患者随访时间仅为参考，实际的随访时间应根据患者的具体病情、治疗效果、年龄、身体状况等因素进行个性化调整。若患者在随访期间出现任何新的症状、体征或异常检查结果，应及时就诊并接受进一步的检查和治疗。食管癌患者对随访时间或其他方面有任何疑问，建议与医生进行充分的沟通和讨论。

（二）不同阶段食管癌患者的随访建议

1. 治疗期间

（1）遵循治疗计划：按照医生的建议完成治疗，包括手术、放疗、化疗等。

（2）定期复诊：根据治疗方案，定期到医院进行复诊，以便医生评估治疗效果和身体状况。

（3）注意治疗副作用：及时向医生报告治疗过程中出现的任何副作用或不适。

2. 治疗结束后的恢复期

（1）定期随访：一般在治疗结束后的前几年，建议每3～6个月进行1次随访，医生会对患者完成身体检查、实验室检查和影像学检查等，以监测康复情况；保持健康的饮食习惯，适量运动，戒烟限酒，保证充足的睡眠；关注身体是否出现新的症状或原有症状的变化，如吞咽困难、胸痛等，及时告知医生。

（2）长期随访：随着时间的推移，可以逐渐延长随访间隔，如每年1次或根据医生的建议进行检查；根据食管癌的高危因素，如家族史、吸烟等，进行相应的筛查和预防措施；癌症患者可能面临心理压力，长期随访中应关注心理健康，必要时寻求心理咨询或支持；部分患者可能有机会参与相关的临床试验或研究，这有助于推动食管癌的治疗和研究进展。

三、食管癌康复期患者延续性护理的主要形式及内容

对于食管癌患者而言，需要且有必要进行延续性护理，可增强患者治疗依从性，改善患者预后。以下是一些食管癌康复期患者延续性护理的具体形式和相关内容。

1. 定期门诊随访　患者按照医生约定的时间定期到医院门诊进行复查，医生会进行身体检查、询问病情，并根据需要进行相关检查（如血液检查、影像学检查等），有助于监测康复情况、及时发现问题并调整治疗方案。

2. 电话随访　医疗团队会定期通过电话与患者沟通，了解患者的康复状况、解答疑问，并提供必要的指导和建议。

3. 线上咨询　利用互联网平台，患者可以与医生进行线上咨询，及时反馈病情、获取专业意见。

4. 家庭访视　护士或其他专业人员可以到患者家中进行访视，评估患者的生活环境、康复进展，并提供个性化的护理指导。

5. 患者教育讲座　社会或医院可组织食管癌相关的教育讲座，为患者及其家属提供疾病知识、康复方法、营养管理等方面的培训。医院成立专业教育小组，包括营养师、康复师、心理咨询师等，具体讲解内容如下：①根据患者的具体情况，制订康复训练计划，如吞咽训练、呼吸训练等，以提高患者的生活自理能力。②营养师会为患者提供饮食建议，确保患者在康复期间获得充足的营养支持。③心理咨询师或医护人员为患者提供心理支持和应对策略，帮助患者应对疾病带来的压力和情绪困扰。

6. 成立病友支持小组　组织病友交流活动，让患者相互分享经验、互相鼓励，增强患者的信心和康复动力。

7. 社区资源整合　帮助患者了解和利用社区内的相关资源，如康复设施、志愿者服务等，提供更全面的支持。

上述延续性护理形式的实施可以根据患者的个体需求和实际情况进行灵活组合和调整，其目的是确保患者在康复期得到持续的护理和支持，提高生活质量，促进全面康复。对患者和家属而言，需要积极参与并与医疗团队保持良好的沟通。若在护理期间，患者或家属对延续性护理有具体的需求或疑问，建议与医生或护理团队进行详细讨论，制订最适合患者的护理计划。

第十一章

整合思维在食管癌护理中的应用

第一节 概 述

一、整合思维的概念与原则

（一）整合思维的概念

整合思维是一种综合性的、跨学科的思考模式，旨在将来自不同领域、不同角度的信息、理论或方法整合起来，以达到更全面、更深入的理解或解决问题的目的。它不是简单地将不同领域的信息拼凑在一起，而是通过深度的分析和创新性的融合，开发出能够解决复杂问题的新方法和策略。这种思维方式特别适用于那些传统单一学科无法有效解决的问题，因为它能够从多个维度全面地考虑问题，找到更加创新和有效的解决方案。

整合思维的应用遍及各个领域，从商业管理到科学研究，从技术开发到社会科学。例如，在环境科学中，整合思维可以帮助研究者将气候变化的生物学、化学、物理学及社会经济学等影响因素进行综合考虑，以制定更有效的环境保护策略；在医学领域中，通过整合遗传学、分子生物学、临床医学等多个学科的知识，可以促进对复杂疾病如癌症的理解，从而开发出更有效的治疗方法。

（二）整合思维的原则

整合思维的实践是建立在一系列核心原则之上的，这些原则旨在引导个人和团队跨越传统的学科边界，促进知识、技能和不同观点的综合，以解决复杂问题。主要包括以下关键原则。

1. 多样性与包容性　重视和利用来自不同学科、文化和背景的多样性，认识到不同视角和经验能够丰富解决问题的过程。

2. 开放性与连通性　保持对新信息和不同观点的开放态度，促进不同领域之间的信息流通和交流，以便于识别和整合跨学科的知识和方法。

3. 系统思考　理解问题和解决方案在更广泛的系统中的位置和影响，包括识别各组成部分之间的相互作用和依赖性。

4. 动态适应性　在面对新信息和变化时，能够灵活调整思维和方法，以适应复杂和不断演变的问题环境。

5. 深度反思　定期对自己的思维过程、假设和决策进行深入反思，以及时纠偏、持续改进，从而促进个人和团队的学习与成长。

6. 创新与实验　鼓励创新思维和实验性方法，接受失败作为学习和进步的一个部分，不断探索新的可能性和解决方案。

7. 合作与互动　通过建立跨学科团队和伙伴关系，促进有效合作，共享资源和知识，共同开发解决方案。

这些原则共同构成了整合思维的基础，帮助个人和团队以更开放、系统和创新的方式来解决问题，最终实现更全面和持续的影响。通过应用这些原则，可以更好地应对当今世界日益复杂和多变的挑战。

二、医学领域中的整合思维应用

在医学领域，整合思维的应用体现在多学科团队合作、精准医疗，以及以患者为中心的治疗计划制订中，尤其是在应对如癌症这类复杂疾病时尤为重要。整合思维促进了医护人员从分子生物学、遗传学、临床医学、心理学等多个角度全面理解和治疗疾病。

（一）跨学科团队合作

在癌症治疗过程中，整合思维推动构建了跨学科医疗团队，成员包括外科医生、放疗专家、肿瘤内科医生、护士、营养师及心理咨询师。这种MDT合作模式确保了医护人员从不同维度评估和处理患者的健康状况，从而制定出最适合患者的个性化治疗方案。

1. 多维度的患者评估　多学科团队通过整合各自领域的专业知识，为患者提供一个全面的评估。这不仅包括生理和医学的评估，也涉及心理、社会和生活质量的考量。这种全方位的评估能更准确地定位患者的需求，为制定个性化治疗方案提供坚实的基础。

2. 制订综合治疗计划 在整合思维的指导下，多学科团队能够制订出综合治疗计划。该计划不仅考虑到了最新的医疗研究成果，也整合了不同学科的治疗方法，如手术、化疗、放疗、营养支持和心理咨询等。这样的治疗计划能更全面地应对疾病，同时照顾到患者的身心健康。

3. 促进资源的有效利用 多学科团队合作能促进医疗资源的有效利用。通过整合各方资源和专业知识，团队可以避免重复检查和治疗，减少医疗浪费，提高治疗效率。同时，这种合作模式也有助于优化医疗流程，缩短患者等待时间，提高患者满意度。

4. 增强患者参与 多学科团队合作鼓励患者参与治疗决策过程，这种参与增强了患者的自我效能感，有助于患者更好地理解自己的疾病和治疗过程，从而更积极地配合治疗和护理。患者参与也促进了患者与医疗团队之间的沟通，有助于调整和优化治疗计划。

5. 促进专业成长和知识共享 多学科团队的合作不仅有利于患者的治疗及护理，也促进了医疗专业人员的成长。团队成员在合作过程中可以相互学习，分享各自的专业知识和经验，这种跨学科的交流和学习是提升医疗服务质量的重要途径。

（二）精准医疗

整合思维在精准医疗领域的应用，涉及利用患者的遗传信息、生活方式和环境因素来制订个性化的治疗计划。通过整合遗传学、分子生物学、药物学和临床数据，医生能够更准确地预测药物疗效和副作用，选择最合适的治疗方案。例如，基于特定癌症基因突变的靶向治疗和免疫治疗已经成为改善患者预后的重要手段。

（三）以患者为中心的治疗计划

整合思维强调在治疗计划制订过程中将患者置于中心位置，不仅考虑生物医学因素，还包括患者的心理、社会和经济状况。通过整合医疗团队、患者及其家庭的观点和需求，可以制定出更全面、人性化的治疗方案。例如，考虑到患者的心理状态和社会支持网络，可以提供个性化的心理咨询服务和社会工作支持，以帮助患者更好地应对治疗过程中的挑战。

在医学领域中应用整合思维意味着超越单一学科的限制，通过跨学科合作和深度整合患者的全面信息，推动了医学诊断和治疗方法的革新。这不仅提升了治疗效果和患者满意度，也推动了医学科学的进步和发展。未来，随着更多技术和学科的融合，整合思维将在医学领域发挥更加重要的作用。

三、整合思维在食管癌护理中的理论基础

整合思维在食管癌护理中的理论基础与其在一般医疗领域的应用都秉承跨学科合作和以患者为中心的理念，但在护理实践中展现出更为特定的应用价值和深入的人文关怀。在食管癌护理领域，整合思维的应用具有以下几个核心理论基础。

（一）全人护理

整合思维在食管癌护理中特别强调全人护理的概念，这意味着护理不仅仅关注疾病的生物医学治疗，还包括患者的情感、心理、社交和精神需求。这种护理模式认识到每位患者都是一个有着独特需求和背景的个体，有效的护理必须涵盖所有这些维度，确保患者得到最全面的支持。

（二）连续性护理

食管癌患者的治疗和康复是一个长期且复杂的过程，涉及手术、放疗、化疗等多种治疗方法。整合思维在此背景下强调连续性护理的重要性，即从诊断到治疗再到康复的每一阶段都提供无缝连接的护理服务。这要求护理团队成员间有良好的沟通，以及与其他健康专业人员（如物理治疗师、社会工作者）的合作，以确保患者在治疗的每个阶段都能接受恰当的护理和支持。

（三）知识和技能的整合

食管癌护理要求护理人员具备广泛的知识和技能，包括对食管癌病理、治疗方法的深入了解，以及专业的护理技能，如疼痛管理、营养支持、伤口护理等。整合思维鼓励护理人员跨越传统的学科界限，整合来自不同领域的最佳实践和最新研究，以提高护理质量和效果。

（四）患者和家庭的参与

整合思维强调在护理过程中积极地让患者及其家庭参与决策。这种参与度不仅能够增强患者的自主性和对治疗的投入感，还有助于护理团队更好地理解患者的需求和偏好，从而提供更个性化的护理计划。

与医疗领域的应用相比，整合思维在食管癌护理中的理论基础更加注重对患者全方位需求的认识和满足，以及护理实践中对持续性、全人护理和跨领域知识整合的重视。这不仅强调了护理工作的复杂性和挑战性，也凸显了护理人员在提供高质量护理中的关键作用。通过整合思维，食管癌护理可以实现更为细致、个

性化的护理，以支持患者的整体健康和福祉。

第二节 应用场景

一、术前护理与患者准备

在食管癌护理中，术前阶段是确保手术成功和优化术后恢复的关键时期。采用整合思维，护理团队不仅关注患者的生理准备，同时关注心理、社会和情感层面的准备，以确保患者全方位地得到支持。

（一）综合评估患者状态

术前护理始于对患者的全面和综合评估，这不仅包括传统的生理和临床评估，也包括对患者心理状态、社会支持系统和生活习惯的考察。评估的目的是获得一个全面的患者健康画像，为制订个性化护理计划奠定基础。

1. 生理和临床评估　护理人员需要收集和分析患者的医疗历史、影像学检查结果和实验室测试数据，并与外科、放疗和肿瘤科医生紧密合作，以评估患者的术前健康状态和手术风险。

2. 心理评估　识别患者可能面临的心理挑战，如焦虑、抑郁或恐惧，并评估患者的心理准备程度和对手术的期望。

3. 社会支持评估　了解患者的家庭结构、社会关系和可获得的支持资源，评估这些因素如何影响患者的术前准备和术后恢复。

4. 生活习惯评估　考察患者的饮食习惯、身体活动水平和任何可能影响手术结果和康复过程的不良习惯。

（二）个性化护理计划制订

基于综合评估的结果，护理团队制订一个针对性的、个性化的术前护理计划，旨在最大限度地减少术后并发症的风险，优化患者的术后恢复过程。

1. 心理和情感支持　针对识别出的心理压力，提供专业的心理咨询服务，组织支持小组或一对一的心理辅导，帮助患者减轻术前焦虑，增强对手术的信心。

2. 营养和身体准备　根据患者的营养状态和身体状况，制订个性化的营养改善计划和适度的身体活动指导，以增强患者的身体状况，为手术做好准备。

3. 教育和知识提供 通过教育会议和资料分发，向患者及其家属提供关于手术流程、预期结果、术后护理和可能的并发症的信息，确保患者及其家属对手术过程有充分的了解和准备。

4. 术前实践准备 引导患者进行术前练习，如呼吸练习和轻度身体活动练习，减少术后并发症的风险。同时通过模拟术后环境和程序，帮助患者提前适应术后状态，为术后康复做好准备。

二、术中护理协调

在食管癌手术过程中，整合思维对于确保患者安全、协调团队工作，以及实时响应手术中的突发情况至关重要。通过跨学科合作和实时沟通，护理团队在手术中扮演着中心角色，以确保每个环节顺畅进行。

（一）术中风险管理

术中风险管理的关键在于前期的详细规划和团队之间的无缝沟通。整合思维要求护理人员不仅了解手术流程和潜在风险，还需要熟悉每位团队成员的角色和职责，以促进高效的团队合作和风险最小化。

1. 跨学科预案制订 与外科、麻醉科和其他相关部门密切合作，基于患者的综合评估结果，预先制订风险管理计划，包括应对预期内外的各种情况的策略。

2. 实时监控和评估 手术过程中，护理人员需要密切监控患者的生命体征、血液损失量和可能的过敏反应等，及时识别任何偏离正常的迹象，确保患者的安全。

（二）实时护理干预

手术过程中，实时护理干预是保障患者安全和手术成功的关键。整合思维在此过程中强调实时决策和跨学科团队的紧密合作。

1. 即时通信与决策 在手术过程中，护理人员应保持与手术团队的即时沟通，确保任何需要快速响应的情况都能立即得到处理。例如，对于患者生命体征的突然变化，护理人员需要迅速评估情况，并与团队协作，实施必要的干预措施。

2. 术中护理支持 根据手术进展和患者需要，提供必要的护理支持，如疼痛管理、维持体温和调整患者体位，以减轻患者不适，保证手术顺利进行。

3. 家属沟通 在保持手术室内工作流畅的同时，护理团队还需定期向患者家属通报手术进展，提供心理支持，确保家属对手术过程保持信心和耐心。

4. 术中护理协调　整合思维在术中护理协调中的应用，确保了护理团队能够有效地管理手术风险，并在必要时提供实时的护理干预。这种跨学科合作和沟通的模式，不仅提高了手术安全性和成功率，也为患者提供了全面的护理支持，确保了患者在手术过程中的最佳照护。

三、术后康复与护理

在食管癌手术后，患者的康复和护理需要一个综合的、多方面的方法，这在整合思维中尤为重要。以下内容详细介绍了术后康复与护理的两个主要方面：术后并发症的预防与管理，以及支持患者生活质量的提升。

（一）术后并发症的预防与管理

术后并发症的预防和管理是食管癌患者护理中的关键环节。通过整合思维，护理团队采取主动预防措施，并准备好迅速应对可能出现的并发症。

1. 综合风险评估　在患者术后初期，进行一次全面的风险评估，包括手术影响、患者体质、以往的医疗历史等，以识别出可能发生并发症的风险因素。

2. 多学科团队的参与　护理人员、物理治疗师、营养师和社会工作者等多学科团队成员合作，制定针对性的预防和管理策略，确保每位患者都能得到个性化的关注和照护。

3. 主动预防措施　实施早期活动计划、进行深呼吸和咳嗽练习、定期翻身，以及提供适当的营养支持等措施，以预防肺部并发症、血栓形成和营养不良等常见问题。

4. 及时识别和干预　对于任何迹象表明并发症发展的情况，护理团队需迅速采取行动，包括调整治疗计划、介入医疗处理或调整护理措施，以最小化患者的不适和恢复时间。

（二）支持患者生活质量的提升

手术后的康复过程中，提高患者的生活质量是一个长期而复杂的任务，需要整合思维和跨学科合作的支持。

1. 个性化康复计划　根据患者的具体情况，包括身体恢复进度、心理状态和生活环境，制订个性化的康复计划。这可能包括定制的物理治疗、营养调整方案和心理健康支持方案。

2. 持续的心理社会支持　提供持续的心理和社会支持，包括心理咨询、支持小组和家庭教育，帮助患者及其家属应对术后的变化，促进情感和心理的健康。心理咨询师提供必要的心理支持和咨询，帮助患者处理手术后可能出现的焦虑、抑郁和身份变化等心理问题。社会工作者与患者及其家属合作，提供资源链接、社会支持和适应指导，帮助他们克服术后可能遇到的社会和经济挑战。

3. 生活质量监测 定期评估患者的生活质量，包括疼痛管理、睡眠质量、情绪状态和社交活动，以便及时调整康复计划，确保患者能够以最佳状态恢复和回归正常生活。

4. 教育和自我管理 教育患者及其家属有关术后护理、营养、活动和监测潜在问题的知识，增强他们的自我管理能力。

第三节 案例分析

一、背景

李先生，58岁，退休教师，因持续性吞咽困难和体重下降被推荐至市级医院就诊。初步检查后，怀疑为食管癌，收治入院，组织MDT进一步诊治。

二、初步诊断与评估

李先生因为连续几周的吞咽困难和体重在1个月内下降了5kg而来到医院就诊。经过初步的身体检查，医生推荐他接受进一步的诊断评估。

1. 详细诊断 通过食管内镜检查，医生在李先生的食管中部发现了一个长约3cm的肿块，活检确认为鳞状细胞癌。随后的CT和PET-CT扫描显示，肿瘤限于食管，未见明显的淋巴结转移和远处转移，确定为$T_2N_0M_0$阶段的食管癌。

2. MDT会议 来自不同医学专业领域的专家聚集在一起，共同探讨了李先生的病情。参与讨论的团队包括肿瘤科医生，他们对癌症的诊断和治疗有深刻的了解；外科医生，专长于执行复杂的手术操作；放疗科医生，负责设计和实施放射治疗计划；营养师，提供针对性的饮食建议，帮助患者维持最佳的身体状态；护理团队，关注患者的日常护理和舒适度；以及心理咨询师，为患者提供情感支持和心理健康服务。

在这次会议中，各专业人员不仅分享了自己的专业知识，还仔细考虑了李先生的个人情况。他们分析了李先生的年龄、整体健康状况、肿瘤的类型、位置和分期，以及他的生活质量预期。通过综合这些信息，团队的目的是制定一个既科学又个性化的治疗方案。

经过充分讨论，团队一致决定采取一种综合治疗方法，即首先进行新辅助化疗，目的是缩小肿瘤体积，然后再进行手术切除。新辅助化疗是在主要治疗手段之前使用的治疗方法，可以有效地减少肿瘤的大小，提高手术成功率，并有可能提高患者的生存率。手术切除则是直接移除肿瘤，目的是尽可能地清除癌细胞，减少复发的风险。

团队还强调了在整个治疗过程中，对李先生进行全面的支持和护理的重要性，包括营养支持、心理健康管理和术后恢复的指导。这种多学科的合作方式，确保了患者能够从多个角度得到最佳的治疗和护理，同时也体现了现代医疗的发展方向，即强调团队合作和以患者为中心的治疗方法。

三、术前准备

1. 营养干预　在李先生的治疗过程中，营养干预扮演了至关重要的角色。为了确保他能够以最佳的身体状态面对接下来的治疗，专业营养师细心地为他制定了一份详尽的饮食计划。这份计划的核心目标是提高李先生的营养吸收和体力恢复，特别强调了高蛋白和高能量食品的摄入。

营养师首先评估了李先生的个人健康状况，包括他当前的体重、BMI、营养不良的风险，以及他可能存在的任何特殊膳食需求或限制。基于这些信息，营养师精心选择了一系列富含优质蛋白质的食物，如瘦肉、鱼类、鸡蛋和豆制品，这些食物有助于维护和增加肌肉量，对抵抗疾病至关重要。此外，饮食计划还包括了高能量食物，如全谷物、坚果和种子，以及高热量的健康脂肪，如橄榄油和鳄梨，旨在帮助李先生增加能量摄入，以支持他的总体健康和恢复。

2. 心理支持　在李先生及其家人面临的艰难时刻，心理咨询师发挥了重要的辅助作用，通过一系列深入而富有同情心的会谈，为他们提供了宝贵的支持和指导。心理咨询师首先建立了一个安全、非评判性的环境，让李先生及其家人能够自由地表达他们的担忧、恐惧和期望。心理咨询师详细解释了李先生即将经历的治疗流程，包括新辅助放化疗和食管癌手术的具体步骤、可能的副作用及预期的恢复过程。采用了多种技巧和方法来缓解李先生及其家人的心理压力，包括认知行为疗法（cognitive behavioral therapy，CBT）来识别和挑战可能的负面思维模式，以及放松技巧和正念练习来帮助他们更好地管理情绪。此外，心理咨询师还引导李先生进行情绪表达练习，帮助他表达并处理与疾病相关的恐惧和不确定性。

四、手术及术后恢复

1. 新辅助化疗　李先生接受了两周期的新辅助化疗，治疗后的评估显示肿瘤缩小至1.5cm，肿瘤缩小了50%，未见新增转移。

2. 手术　在化疗后4周，李先生接受了食管癌切除手术，术中未发现意外情况，成功移除了肿瘤及相邻的淋巴结。

3. 术后恢复　术后初期，李先生出现了轻度的吞咽困难，但在护理团队的帮助下，通过物理治疗和适当的营养支持，症状得到了显著改善。术后两周，伤口恢复良好，无明显的并发症发生。

五、随访和后续管理

1. 康复计划　出院时，治疗团队为李先生制订了详细的康复计划，包括定期的身体检查、营养监测和心理健康支持。

2. 随访　李先生在出院后的第1个月、第3个月和第6个月进行了随访，包括身体检查、血液检测和影像学评估，以监测恢复情况和及时发现复发迹象。6个月随访时，李先生的体重恢复到手术前水平，无吞咽困难，生活质量显著提高。

3. 长期监测　治疗团队建议李先生每年进行至少一次的全面体检和肿瘤标志物检测，以及必要时的影像学评估，以长期监控其健康状况。

李先生的案例充分展示了整合思维在食管癌全程管理中的实际应用。通过MDT的紧密合作和跨学科的综合治疗策略，不仅优化了治疗效果，还显著改善了患者的生活质量，为李先生提供了一个全面、个性化的护理方案。这种以患者为中心的综合管理模式，为食管癌患者的治疗和康复提供了宝贵的参考。

第四节　护理中的挑战与策略

在临床护理实践中，护理团队面临多样化的挑战，特别是在管理复杂病例时。整合思维的应用不仅有助于识别这些挑战，还能开发有效的策略来应对。以下是临床护理中的常见问题、复杂病例的特殊挑战及护理团队间有效沟通与协作的策略。

一、临床护理中的常见问题

1. 患者非遵循行为　患者可能因为文化信仰、经济压力或对治疗计划的误解而不遵循医嘱。护理团队需要采用教育和沟通策略，增强患者对治疗方案的理解和遵守度。

2. 资源限制　设备不足、人手短缺或财政限制可能影响护理质量。通过优化资源分配、提高护理效率和采用创新的护理实践来应对。

3. 情绪和心理压力　长期的工作压力可能影响护理人员的心理健康和工作表现。实施心理健康支持和团队建设活动，以提升护理团队的士气和凝聚力。

二、复杂病例护理中的特殊挑战

1. 多重并发症管理　复杂病例如食管癌患者可能同时伴有多种并发症。采用跨学科合作，制订综合治疗计划，确保全面照顾患者的多方面需求。

2. 个性化护理需求　每位患者的病情、身体状况和心理状态都有所不同，需要定制化的护理计划。持续评估患者状况并调整护理计划，以满足其个性化需求。

3. 技术与知识更新　新的医疗技术和治疗方法不断涌现，护理人员需要不断学习和适应。定期参加专业培训和学术会议，保持专业知识和技能的更新。

三、护理团队间的有效沟通与协作

1. 建立开放的沟通渠道　确保团队内部信息流通畅通，任何成员都能及时分享患者状况的变化和护理计划的更新。

2. 定期召开团队会议　定期召开跨学科团队会议，讨论患者的治疗进展和护理计划的调整。这些会议也是共享最佳实践和解决团队冲突的平台。

3. 共享决策模式　鼓励团队内部的共享决策，每位成员的意见都被认真考虑，共同制定最适合患者的治疗和护理策略。

4. 培养跨专业理解　增进团队成员对彼此专业领域的理解，通过工作坊和联合培训等活动，促进跨专业合作和相互尊重。

通过整合思维，临床护理团队可以更有效地识别和应对护理实践中的挑战。跨学科合作、持续的专业发展、有效的沟通和共享决策是提高护理质量、增强患者满意度和优化治疗结果的关键。

第五节　结论与展望

一、研究总结

整合思维在护理实践中的重要性已经通过各种研究得到了充分的证明。这些研究涵盖了从临床护理问题的解决到复杂病例管理的策略，以及如何通过有效的团队协作来提升患者护理质量的多个方面。在整合思维的引导下，多学科团队合作成为解决复杂护理挑战的关键。

1. 临床护理问题的解决　研究指出，整合思维促进了对临床护理常见问题（如患者非遵循行为、资源限制等）的有效应对。例如，一项针对慢性病管理的研究表明，通过跨学科团队的协作，结合患者教育和个性化护理计划，能显著提高患者的遵循性和治疗效果。

2. 复杂病例管理的策略　对于复杂病例，如癌症患者的长期护理，整合思维的应用帮助医疗团队制订了全面的治疗和护理计划。一项关于癌症患者护理的研究发现，整合心理、社会和生理健康方面的护理策略，能有效改善患者的生活质量，减少治疗中断的风险。

3. 护理团队间的有效沟通与协作　有效的团队沟通和协作是整合思维成功实施的基础。研究显示，开放的沟通渠道和定期的团队会议有助于促进信息共享，共同解决护理中遇到的问题。例如，一项研究中，定期召开的多学科团队会议被证明能够提高护理计划的一致性，减少医疗错误。

4. 技术在整合护理中的应用　随着技术的进步，整合思维也在不断地与新的医疗技术相结合。电子健康记录的使用、远程监测技术、人工智能在疾病预测和管理中的应用，都是整合思维与技术结合的典范。这些技术不仅提高了护理效率，还为患者提供了更加个性化和及时的护理服务。

综上所述，整合思维在护理实践中的应用已经被广泛研究和验证。通过跨学科团队的合作，以患者为中心的护理模式得以实施，提高了护理质量和患者满意度。未来的研究需要继续探索整合思维如何更有效地应对医疗护理领域的新挑战，以及如何利用新兴技术优化护理实践。

二、对整合思维在未来护理实践中的展望

随着医疗保健领域的不断进步和复杂化，整合思维在未来护理实践中的应用预计将更加广泛和深入。以下几点展望旨在探讨整合思维如何塑造未来的护理实践，如何应对挑战，以及如何利用新兴技术来提升护理质量和效率。

1. 增强跨学科合作　未来的护理实践将更加重视跨学科团队的合作，通过整合来自不同领域的专业知识，为患者提供全面的护理和治疗方案。这包括更紧密的医护协同工作、跨学科教育项目的增加，以及在临床决策过程中更广泛地应用共享决策模型。

2. 利用大数据和人工智能　随着大数据和人工智能技术在医疗保健领域的应用日益增多，整合思维将促进这些技术与传统护理实践的融合。例如，通过分析患者数据来预测健康风险和个性化治疗方案，或使用人工智能辅助工具来提高诊断的准确性和治疗的效率。

3. 强化以患者为中心的护理模式　整合思维强调以患者为中心，未来的护理实践将进一步发展这一模式，通过提供更加个性化和定制化的护理服务来满足患者的独特需求。这包括在护理规划和决策过程中更多地考虑患者的偏好、价值观和生活质量。

4. 提升护理人员的整合思维能力　为了在未来的护理实践中有效地应用整合思维，将需要对护理人员进行更深入的教育和培训，以提升他们的跨学科沟通能力、临床判断能力和整合资源的能力。这可能包括开发专门的培训课程和工作坊，以及在护理教育课程中加强整合思维的教学。

5. 应对全球性健康挑战　面对全球性健康挑战，如流行病和慢性病的管理，整合思维将促进国际间的合作和知识共享。通过跨国界的多学科团队合作，可以更有效地开发和实施全球性的健康策略和干预措施。

整合思维在未来护理实践中的展望充满希望和挑战。通过增强跨学科合作、利用先进技术、强化患者中心的护理模式、提升护理人员的能力，以及应对全球性健康挑战，整合思维将继续塑造护理实践的未来，提升患者护理的质量和效率。随着时间的推移，整合思维将成为推动护理实践创新和进步的关键驱动力。

附录A

英文缩写对照表

英文缩写	英文全称	中文全称
6MWT	6-minute walking test	6分钟步行试验
3DCRT	three dimensional conformal radiotherapy	三维适形放射治疗
A		
ANC	absolute neutrophil count	中性粒细胞绝对值
ACBT	active cycle of breathing techniques	主动循环呼吸技术
ARE	acute radiation-induced esophagitis	急性放射性食管炎
ADC	antibody-drug conjugate	抗体偶联药物
AVA	avascular area	无血管区
B		
BMI	body mass index	体重指数
C		
CNT	cancer nutrition therapy	肿瘤营养疗法
CPET	cardio pulmoary exercise testing	心肺运动试验
CVC	central venous catheter	中心静脉导管
CIA	chemotherapy induced alopecia	化疗所致脱发
CIC	chemotherapy-induced constipation	化疗相关性便秘
CID	chemotherapy-induced diarrhea	化疗相关性腹泻
CINV	chemotherapy-induced nausea and vomiting	化疗相关性恶心呕吐
CIOM	chemotherapy-induced oral mucositis	化疗性口腔黏膜炎
CIPN	chemotherapy-induced peripheral neuropathy	周围神经病变
CIT	chemotherapy-induced thrombocytopenia	化疗相关性血小板减少症

续　表

英文缩写	英文全称	中文全称
CTV	clinical target volume	临床靶区
CT	computed tomography	电子计算机断层成像
CLE	confocal laser endomicros-copy	共聚焦激光显微内镜
CD-RISC	Connor-Davidson resilience scale	心理弹性量表
CPEF	cough peak expiratory flow	咳嗽峰流速
COPD	chronic obstructive pulmonary disease	慢性阻塞性肺疾病
COX-2	cyclo-oxygenase-2	选择性环氧合酶-2
CTLA-4	cytotoxic T lymphocyte associated antigen-4	细胞毒性T淋巴细胞相关抗原4
D		
DR	digital radiography	数字X时线摄影
E		
EEC	early esophageal cancer	早期食管癌
ECOG	Eastern Cooperative Oncology Group	美国东部肿瘤协作组
EBUS	endobronchial ultrasound	超声支气管镜
EMR	endoscopic mucosal resection	内镜黏膜切除术
ESD	endoscopic submucosal dissection	内镜黏膜下剥离术
EUS	endoscopic ultrasonography	超声内镜
ERAS	enhanced recovery after surgery	加速康复外科
EN	enteral nutrition	肠内营养
EGFR	epidermal growth factor receptor	表皮生长因子受体
F		
FTS	fast track surgery	快通道外科
FNAB	fine-needle aspiration biopsy	细针抽吸活检
FET	forced expiration technique	用力呼气
G		
GIE	gastrointestinal endoscopy	消化内镜
GLIM	Global Leadership Initiative on Malnutrition	营养不良全球领导力倡议
GTV	gross target volume	大体肿瘤靶区

续 表

英文缩写	英文全称	中文全称
H		
HEN	home enteral nutrition	家庭肠内营养
HPN	home parenteral nutrition	家庭肠外营养
HADS	hospital anxiety and depression scale	医院焦虑抑郁量表
HER2	human epidermal growth factor receptor-2	人类表皮生长因子受体2
I		
IGRT	image guided radiotherapy	图像引导放疗
ICIs	immune checkpoint inhibitors	免疫检查点抑制剂
ICIs-irAEs	immune checkpoint inhibitors immune-related adverse effects	免疫检查点抑制剂治疗相关不良反应
irRECIST	immunotherapy response evaluation criteria in solid tumor	实体瘤免疫治疗疗效评价
ISWT	incremental shuttle walking test	增量往返步行试验
IMRT	intensity-modulated radiotherapy	调强放射治疗
K		
KPS	Karnofsky performance scale	Karnofsky功能状态评分
L		
LRE	late radiation-induced esophagitis	晚期放射性食管炎
LES	low esophageal sphincter	食管下括约肌
M		
MEP/PE_{max}	maximal expiratory pressure	最大呼气压
MIP/PI_{max}	maximal inspiratory pressure	最大吸气压
MRI	magnetic resonance imaging	磁共振成像
ME	magnifying endoscopy	放大内镜
MBP	mechanical bowel preparation	机械性肠道准备
MDASI-Eso	M.D.Anderson Symptom Inventory Esophageal Cancer	安德森症状评估量表——食管癌
MBM	multiband mucosectomy	多环套扎内镜黏膜切除术
MDT	multiple discipline team	多学科团队

续 表

英文缩写	英文全称	中文全称
N		
NBI	narrow band imaging	窄带成像内镜
NCI-CTC5.0	National Cancer Institute-common toxicity criteria	美国国立癌症研究所药物常见毒性分级标准
preSANO	neoadjuvant chemoradiotherapy for oesophageal cancer	食管癌新辅助放化疗后
NSAID	nonsteroidal anti-inflammatory drug	非甾体抗炎药
NRS 2002	nutritional risk screening 2002	营养风险筛查2002
O		
ONS	oral nutritional supplement	口服营养补充
P		
P/F	PaO_2/FiO_2	氧合指数
PN	parenteral nutrition	肠外营养
PEN	partial enteral nutrition	部分肠内营养
PPN	partial parenteral nutrition	部分肠外营养
PG-SGA	patient-generated subjective global assessment	患者主观整体评估量表
PONS	perioperative nutrition screening	围手术期营养筛查
PICC	peripherally inserted central catheter	经外周静脉置入中心静脉导管
PE	pigment endoscopy	色素内镜
PTV	planning target volume	计划靶区
PET-CT	positron emission computed tomography	正电子发射计算机断层显像
PD-1	programmed cell death 1	程序性细胞死亡蛋白-1
PR	pulmonary rehabilitation	肺康复
Q		
QLQ-C30	quality of life questionnare - core 30	生活质量核心量表
R		
RE	radiation-induced esophagitis	放射性食管炎
RTOG	Radiation Therapy Oncology Group	美国肿瘤放射治疗协作组织
RFA	radio-frequency ablation	射频消融术
RFS	refeeding syndrome	再喂养综合征

续 表

英文缩写	英文全称	中文全称
RM	repetition maximum	最大反复次数
REE	resting energy expenditure	静息能量消耗
S		
SAS	self-rating anxiety scale	焦虑自评量表
SDSAT	simple diet self-assessment tool	简明膳食自评工具
SDS	self-rating depression scale	抑郁自评量表
SCSS	semiquantitative cough strength score	半定量咳嗽强度评分
SIS	social impact scale	社会影响量表
SSRS	social support revalued scale	社会支持评估量表
SPN	supplemental parenteral nutrition	补充性肠外营养
T		
TDE	thoracic duct embolization	经皮胸导管栓塞术
TEA	thoracic epidural anesthesia	胸椎硬膜外麻醉
TOMO	Tomo therapy	螺旋断层放射治疗
TEN	total enteral nutrition	完全肠内营养
TPN	total parenteral nutrition	完全肠外营养
TIVAP	totally implantable venous access port	完全植入式静脉输液港
TLESR	transit lower esophageal sphincter relaxation	一过性食管下括约肌松弛
V		
VEGFR	vascular endothelial growth factor receptor	血管内皮生长因子受体
VEGF	vascular endothelial growth factor	血管内皮生长因子
VAS	visual analog scale	视觉模拟评分法
VMAT	volumetric modulated arc therapy	容积调强放射治疗

附录B

食管癌护理常用评估工具

营养管理篇

表B-1 营养风险筛查2002（NRS 2002）

评分	内容
A. 营养状态受损评分（取最高分）	
1分（任一项）	近3个月体重下降＞5%
	近1周内进食量减少＞25%
2分（任一项）	近2个月体重下降＞5%
	近1周内进食量减少＞50%
3分（任一项）	近1个月体重下降＞5%
	近1周内进食量减少＞75%
	体重指数＜18.5kg/m^{2}及一般情况差
B. 疾病严重程度评分（取最高分）	
1分（任一项）	一般恶性肿瘤、髋部骨折、长期血液透析、糖尿病、慢性病（如肝硬化、慢性阻塞性肺疾病）
2分（任一项）	血液恶性肿瘤、重症肺炎、腹部大型手术、脑卒中
3分（任一项）	重症颅脑损伤、骨髓移植、重症监护、急性生理与慢性健康评分（APACHE Ⅱ）＞10分
C. 年龄评分	
1分	年龄≥70岁

注：营养风险筛查评分＝A＋B＋C；如果患者的评分≥3分，则提示患者存在营养风险。

表B-2　患者主观整体评估量表（PG-SGA）

指标	A级	B级	C级
近期（2周）体重改变	无/升高	减少＜5%	减少＞5%
饮食改变	无	减少	不进食/低热量流食
胃肠道症状（持续2周）	无/食欲不减	轻微恶心、呕吐	严重恶心、呕吐
活动能力改变	无/减退	能下床走动	卧床
应激反应	无/低度	中度	高度
肌肉消耗	无	轻度	重度
三头肌皮褶厚度	正常	轻度减少	重度减少
踝部水肿	无	轻度	重度

注：上述8项中，至少5项属于B或C级者，可分别被定义为重度或中度营养不良。

表B-3　安德森症状评估量表——食管癌（MDASI-Eso）

第一部分：您的症状有多严重?

	无症状										能想象的最严重程度
1.您疼痛最严重的程度为?	0	1	2	3	4	5	6	7	8	9	10
2.您疲劳（乏力）最严重的程度为?	0	1	2	3	4	5	6	7	8	9	10
3.您恶心最严重的程度为?	0	1	2	3	4	5	6	7	8	9	10
4.您睡眠不安最严重的程度为?	0	1	2	3	4	5	6	7	8	9	10
5.您最苦恼的程度为?	0	1	2	3	4	5	6	7	8	9	10
6.您气短最严重的程度为?	0	1	2	3	4	5	6	7	8	9	10
7.您健忘最严重的程度为?	0	1	2	3	4	5	6	7	8	9	10
8.您胃口最差的程度为?	0	1	2	3	4	5	6	7	8	9	10
9.您瞌睡（昏昏欲睡）最严重的程度为?	0	1	2	3	4	5	6	7	8	9	10
10.您口干最严重的程度为?	0	1	2	3	4	5	6	7	8	9	10
11.您悲伤感最严重的程度为?	0	1	2	3	4	5	6	7	8	9	10
12.您呕吐最严重的程度为?	0	1	2	3	4	5	6	7	8	9	10
13.您麻木感最严重的程度为?	0	1	2	3	4	5	6	7	8	9	10
14.您吞咽困难最严重的程度为?	0	1	2	3	4	5	6	7	8	9	10
15.您进食困难最严重的程度为?	0	1	2	3	4	5	6	7	8	9	10
16.您反流（反酸）最严重的程度为?	0	1	2	3	4	5	6	7	8	9	10
17.您便秘最严重的程度为?	0	1	2	3	4	5	6	7	8	9	10

续　表

	无症状				能想象的最严重程度						
18.您口腔或咽喉疼痛最严重的程度为?	0	1	2	3	4	5	6	7	8	9	10
19.您声音嘶哑或嗓音变化最严重的程度为?	0	1	2	3	4	5	6	7	8	9	10
20.您腹泻最严重的程度为?	0	1	2	3	4	5	6	7	8	9	10

第二部分：您的症状妨碍您生活的程度?

	无干扰										完全干扰
1.一般活动	0	1	2	3	4	5	6	7	8	9	10
2.情绪	0	1	2	3	4	5	6	7	8	9	10
3.工作（包括家务劳动）	0	1	2	3	4	5	6	7	8	9	10
4.与他人的关系	0	1	2	3	4	5	6	7	8	9	10
5.走路	0	1	2	3	4	5	6	7	8	9	10
6.生活乐趣	0	1	2	3	4	5	6	7	8	9	10

表B-4　简明膳食自评工具（SDSAT）

评分	热量（kcal）	饮食模式
1分	＜300	三餐清淡流食，无肉、缺油
2分	300～600	三餐清淡半流食，无肉、缺油
3分	600～900	一餐正常普食，两餐清淡半流食，基本无肉、少油
4分	900～1200	两餐正常普食，一餐清淡半流食，少肉、少油
5分	1200～1500	三餐正常普食，主食、肉、蛋、奶、菜、油脂充足

生活质量篇

表B-5　生活质量核心量表（QLQ-C30）

	没有	有一点	有一些	非常多
1.当您做一些费力的动作，如提沉重的购物袋或行李箱时，您是否感到困难?				

续 表

	没有	有一点	有一些	非常多
2. 长距离步行时，您是否感到困难？				
3. 在屋外短距离散步时，您是否感到困难？				
4. 在白天，您是否必须卧床或坐在椅子上？				
5. 您是否需要别人协助进食、穿衣、洗漱或上厕所？				
在过去的一周中：				
6. 您的工作或其他日常活动是否受到了限制？				
7. 您的业余爱好和休闲活动是否受到了限制？				
8. 您曾感到气短吗？				
9. 您有过疼痛吗？				
10. 您曾需要休息吗？				
11. 您曾感到睡眠不好吗？				
12. 您曾感到虚弱吗？				
13. 您曾感到没有胃口吗？				
14. 您曾感到恶心想吐吗？				
15. 您曾呕吐过吗？				
16. 您曾有便秘吗？				
17. 您曾有腹泻吗？				
18. 您曾感觉疲乏吗？				
19. 疼痛妨碍您的日常活动吗？				
20. 您是否很难集中注意力做事，如读报或看电视？				
21. 您曾感到紧张吗？				
22. 您曾感到担心吗？				
23. 您曾感到容易动怒吗？				
24. 您曾感到情绪低落吗？				

续 表

	没有	有一点	有一些	非常多
25. 您曾经感到记事困难吗？				
26. 您的身体状况或治疗过程妨碍了您的家庭生活吗？				
27. 您的身体状况或治疗过程妨碍了您的社交活动吗？				
28. 您的身体状况或治疗过程造成了您的经济困难吗？				
以下问题，数字1～7代表从“很差”到“很好”的等级，请在1～7之间圈出对您最合适的答案。				
29. 您如何评定过去一周中您的整体健康状况？				
1　2　3　4　5　6　7				
30. 您如何评定过去一周中您的整体生活质量？				
1　2　3　4　5　6　7				

表B-6 QLQ-C30结果解读

	性质	条目数	自由度	条目编号
整体生活质量量表（global health status/QoL）	功能型	2	6	29，30
功能子量表（functional scales）				
躯体功能（physical functioning）	功能型	5	3	1～5
角色功能（role functioning）	功能型	2	3	6，7
情感功能（emotional functioning）	功能型	4	3	21～24
认知功能（cognitive functioning）	功能型	2	3	20，25
社会功能（social functioning）	功能型	2	3	26，27
症状子量表（symptom scales/items）				
疲劳（fatigue）	症状型	3	3	10，12，18
恶心呕吐（nausea and vomiting）	症状型	2	3	14，15
疼痛（pain）	症状型	2	3	9，19
气促（dyspnoea）	症状型	1	3	8
失眠（insomnia）	症状型	1	3	11
食欲缺乏（loss of appetite）	症状型	1	3	13
便秘（constipation）	症状型	1	3	16

续 表

	性质	条目数	自由度	条目编号
腹泻（diarrhoea）	症状型	1	3	17
经济困难（financial difficulties）	症状型	1	3	28

注：功能子量表/条目得分越高表示功能越好。症状性子量表/条目的得分越高表示症状越重。整体生活质量量表得分越高表示整体生活质量越好。

计分

第一步计算Raw Score，在子量表中，Raw Score指构成子量表的单项的平均得分。Raw Score＝RS＝（$I_1+I_2+\cdots+I_n$）/n

第二步 分数线性转换

功能性子量表 S＝{1-（RS−1）/rang}×100

症状性子量表 S＝{（RS−1）/rang}×100

整体生活质量量表S＝{（RS−1）/rang}×100

rang指自由度

表B-7　欧洲癌症研究与治疗组织（EORTC）健康相关生活质量（HRQL）问卷食管特异性模块（OES18）（EORTC-HRQL-OES18）

	没有	有一点	有一些	非常多
在过去1周内：				
1.您能吃固体食物吗?				
2.您能吃液化食物还是软的食物？				
3.您能喝流质饮料吗?				
4.您吞咽口水有困难吗？				
5.您吞咽时呛到过吗?				
6.您吃饭时有没有遇到困难？				
7.您是不是觉得太容易吃饱了?				
8.您吃饭有问题吗?				
9.您在别人面前吃东西有困难吗？				
10.您有口干吗?				
11.食物和饮料的味道和平常不一样吗？				
12.您咳嗽吗？				
13.您说话有困难吗?				
14.您有过消化不良或胃灼热的症状吗？				
15.您有过胃酸或胆汁进入您的口腔吗？				

续 表

	没有	有一点	有一些	非常多
16.您吃饭的时候痛过吗?				
17.您胸口疼吗?				
18.您肚子疼吗?				

表B-8 美国东部肿瘤协作组（ECOG）评分

	评分
正常活动	0
症状轻，生活自在，能从事轻体力活动	1
能耐受肿瘤症状，生活自理，白天卧床时间＜50%	2
肿瘤症状严重，白天卧床时间＞50%，能起床站立，部分生活自理	3
病重卧床不起	4
死亡	5

表B-9 Karnofsky功能状态评分（KPS）

体力状况	评分
身体良好，没有任何不适	100
能进行日常活动，且有少许不适	90
勉强可以进行日常活动，且有偶然不适	80
日常可以自理，但不可以进行正常的生活或工作	70
偶尔需要他人的协助，但大部分时间能够自理	60
通常需要他人的帮助	50
正常活动不可以自理，需要给予特殊照顾	40
正常活动严重不能自理	30
病情严重，需要住院实施有力的对症支持治疗	20
病情危重，临近死亡	10
死亡	0

症状管理篇

表B-10　Leicester咳嗽量表（LCQ）

	一直	大多数时间	经常	有时	很少	几乎不会	从不
1.最近两周内咳嗽可牵连到您肚子痛或胸痛吗？							
2.最近两周内咳嗽有痰给您的生活带来了不便吗？							
3.最近两周内咳嗽会给您的生活带来疲惫感吗？							
4.最近两周内您觉得您能自主控制咳嗽吗？							
5.最近两周内咳嗽会给您带来不适感吗？							
6.最近两周内咳嗽会让您感到焦躁吗？							
7.最近两周内咳嗽会影响到您的日常生活吗？							
8.最近两周内咳嗽会影响您的休闲娱乐活动吗？							
9.最近两周内油烟和油漆会导致您咳嗽吗？							
10.最近两周内您是否觉得咳嗽已经影响了您的睡眠质量？							
11.最近两周内您是否每天都会发生阵发性咳嗽？							
12.最近两周内您会由于咳嗽而影响心情吗？							
13.最近两周内您是否已经对自身的咳嗽感到了厌烦？							
14.最近两周内咳嗽是否影响了您的正常声音？							
15.最近两周内您是否觉得自身的精力已经大不如前？							
16.最近两周内您是否因为经常咳嗽担心自己患上更加严重的病症？							
17.最近两周内咳嗽是否会让您觉得身体十分不适？							
18.最近两周内咳嗽是否影响了您正常谈话和交流？							
19.最近两周内您是否觉得咳嗽影响了家人、朋友和同事的正常生活？							

表B-11 半定量咳嗽强度评分（SCSS）

分值	表现
0分	没有咳嗽
1分	没有咳嗽，但可以听见口腔里的气流声
2分	微弱或勉强可听到的咳嗽
3分	可清楚听到的咳嗽
4分	较强的咳嗽
5分	连续的强咳

表B-12 Richmond躁动—镇静评分（RASS）

评分	术语	描述
+4分	有攻击性	明显的暴力行为，对工作人员有威胁
+3分	非常躁动	试着拔出呼吸管、胃管或静脉点滴
+2分	躁动焦虑	身体无意义地频繁移动，无法配合呼吸机
+1分	不安焦虑	焦虑、紧张，但身体只有轻微移动
0分	清醒平静	清醒，自然状态
−1分	昏昏欲睡	没有完全清醒，但可声音唤醒并维持清醒（睁眼且有眼神交流），＞10秒
−2分	轻度镇静	声音唤醒后短暂维持清醒，＜10秒
−3分	中度镇静	对声音有反应或睁眼（但无眼神交流）
−4分	重度镇静	对物理刺激有反应或睁眼
−5分	昏迷	对声音和物理刺激均无反应

心理护理篇

表B-13 心理弹性量表（CD-RISC）

	从不	很少	有时	经常	几乎总是
1. 当发生变化时，我能够适应					
2. 当面对压力时，我至少拥有一个亲近而且安全的人可以帮助我					
3. 当我的问题无法清楚地获得解决时，有时命运或神能够帮助我					

续 表

	从不	很少	有时	经常	几乎总是
4.不管我的人生路途中发生任何事情，我都能处理					
5.过去的成功让我有信心去处理新的挑战和困难					
6.当面对问题时，我试着去看事情幽默的一面					
7.由于经历过磨炼，我变得更坚强了					
8.在生病、受伤或苦难之后，我很容易就能恢复过来					
9.不管好坏，我相信事出必有因					
10.不管结果如何，我都会尽最大的努力					
11.纵然有障碍，我相信我能够实现我的目标					
12.纵然看起来没有希望，我仍然不放弃					
13.当压力或危机来到时，我知道在哪里可以获得帮助					
14.在压力下，我能够精神集中地思考问题					
15.我宁愿在解决问题时自己起带头作用，而不是让别人决定全局					
16.我不会轻易地被失败打倒					
17.当处理生活中的挑战和困难时，我想我是一个坚强的人					
18.如果有必要，我会做一个不受欢迎或困难的决定而去影响别人					
19.我能够处理一些不愉快或痛苦的感觉，如悲伤、害怕和生气					
20.在处理生活难题时，有时我不得不凭直觉办事					
21.在我的生活中，我有明确的目标					
22.我觉得可以控制自己的生活					
23.我喜欢挑战					
24.不管在人生路途上遇到任何障碍，我都会努力达到我的目标					
25.我为自己的成就而感到自豪					

表B-14　医院焦虑抑郁量表（HADS）

1.我感到紧张（或痛苦）	①几乎所有时候	②大多数时候	③有时	④根本没有
2.我对以往感兴趣的事情还是有兴趣	①肯定一样	②不像以前那样多	③只有一点儿	④基本上没有了
3.我感到有点害怕，好像预感到有什么可怕事情要发生	①非常肯定和十分严重	②是有，但并不太严重	③有一点，但并不使我苦恼	④根本没有

续　表

4.我能够哈哈大笑，并看到事物好的一面	①我经常这样	②现在已经不大这样了	③现在肯定是不太多了	④根本没有
5.我的心中充满烦恼	①大多数时间	②常常如此	③时时，但并不经常	④偶然如此
6.我感到愉快	①根本没有	②并不经常	③有时	④大多数
7.我能够安闲而轻松地坐着	①肯定	②经常	③并不经常	④根本没有
8.我对自己的仪容（打扮自己）失去兴趣	①肯定	②并不像我应该做到的那样关心	③我可能不是非常关心	④我仍像以往一样关心
9.我有点坐立不安，好像感到非要活动不可	①确实非常多	②是不少	③并不很多	④根本没有
10.我对一切都是乐观地向前看	①差不多是这样做的	②并不完全是这样做的	③很少这样做	④几乎从来不这样做
11.我突然有恐慌感	①确实很经常	②时常	③并非经常	④根本没有
12.我好像感到情绪在渐渐低落	①几乎所有的时间	②很经常	③有时	④根本没有
13.我感到有点害怕，好像某个内脏器官变坏了	①根本没有	②有时	③很经常	④非常经常
14.我能欣赏一本好书或一段好的广播或电视节目	①常常	②有时	③并非经常	④很少

表B-15　社会影响量表（SIS）

	极为同意	同意	不同意	极不同意
1.这个病带来的经济困难影响了我的自我感受				
2.这个病已经影响了我的工作				
3.我的上级或同事因为我的病而歧视我				
4.这个病带来的经济困难影响了我的人际关系				
5.有些人认为我的工作能力不如从前了				
6.我感觉我不如从前那样受人尊敬了				
7.我觉得自己不是一个健康人了				
8.我感觉别人因担心和我接触（如与我握手或吃我准备的食物）会受到感染				
9.我感觉别人因为我的病而回避我				

续 表

	极为同意	同意	不同意	极不同意
10.我感觉有亲属因为我的病而排斥我				
11.我觉得别人认为我生病应该怪我自己				
12.我不想让周围的人知道我有这个病				
13.我担心有人会未经我允许告知他人我的病				
14.我觉得我需要为自己的病保密				
15.我感觉有些朋友因为我的病而回避我				
16.与从前相比，我更需要确定别人是否关心我				
17.我感觉自己比从前更孤单了				
18.因为我的病，在与他人的交往中，我感受到了不平等				
19.我觉得我会得病至少有部分原因该怪我自己				
20.与从前相比，我感觉我的能力下降了				
21.因为我的病，我遇到过一些令我尴尬的事情				
22.因为我的病，在我旁边的人似乎感到紧张和不舒服				
23.因为我的病，我有时候觉得自己很没用				
24.我外表上的改变影响了我与他人的交往				

表B-16　社会支持评估量表（SSRS）

1.您有多少关系密切、可以得到支持和帮助的朋友？（只选一项）			
（1）一个也没有	（2）1～2个	（3）3～5个	（4）6个或6个以上
2.近一年来您：（只选一项）			
（1）远离家人，且独居一室	（2）住处经常变动，多数时间和陌生人住在一起	（3）和同学、同事或朋友住在一起	（4）和家人住在一起
3.您与邻居：（只选一项）			
（1）相互之间从不关心，只是点头之交	（2）遇到困难可能稍微关心	（3）有些邻居都很关心您	（4）大多数邻居都很关心您
4.您与同学：（只选一项）			
（1）相互之间从不关心，只是点头之交	（2）遇到困难可能稍微关心	（3）有些同学很关心您	（4）大多数同学都很关心您
5.从家庭成员得到的支持和照顾			
（1）无	（2）极少	（3）一般	（4）全力支持

续 表

A.夫妻（恋人）	B.父母	C.儿女	D.兄弟姐妹
E.其他成员（如嫂子）			
6.过去，在您遇到危急情况时，曾经得到的经济支持和解决实际问题的帮助的来源有：			
（1）无任何来源			
（2）下列来源（可选多项）			
A.恋人	B.其他家人	C.朋友	D.亲戚
E.同学	F.工作单位	G.党团工会等官方或半官方组织	H.宗教、社会团体等非官方组织
I.其他（请列出）			
7.过去，在您遇到危急情况时，曾经得到的安慰和关心的来源有：			
（1）无任何来源			
（2）下列来源（可选多项）			
A.恋人	B.其他家人	C.朋友	D.亲戚
E.同学	F.工作单位	G.党团工会等官方或半官方组织	H.宗教、社会团体等非官方组织
I.其他（请列出）			

表B-17 抑郁自评量表（SDS）

	没有或很少时间	小部分时间	相当多时间	绝大部分或全部时间
1.我觉得闷闷不乐，情绪低落	1	2	3	4
2.我觉得一天中早晨最好	4	3	2	1
3.我一阵阵哭出来或觉得想哭	1	2	3	4
4.我晚上睡眠不好	1	2	3	4
5.我吃得跟平常一样多	4	3	2	1
6.我与异性密切接触时和以往一样感到愉快	4	3	2	1
7.我发觉我的体重在下降	1	2	3	4
8.我有便秘的苦恼	1	2	3	4
9.我的心跳比平常快	1	2	3	4
10.我无缘无故地感到疲乏	1	2	3	4
11.我的头脑跟平常一样清楚	4	3	2	1

续 表

	没有或很少时间	小部分时间	相当多时间	绝大部分或全部时间
12.我觉得做经常做的事并没有困难	4	3	2	1
13.我觉得不安而平静不下来	1	2	3	4
14.我对将来抱有希望	4	3	2	1
15.我比平常容易生气激动	1	2	3	4
16.我觉得做出决定是容易的	4	3	2	1
17.我觉得自己是个有用的人，有人需要我	4	3	2	1
18.我的生活过得很有意思	4	3	2	1
19.我认为如果我死了，别人会过得好些	1	2	3	4
20.平常感兴趣的事我仍然感兴趣	4	3	2	1

表B-18 焦虑自评量表（SAS）

	没有或很少时间	小部分时间	相当多时间	绝大部分或全部时间
1.我觉得比平常容易紧张和着急	1	2	3	4
2.我无缘无故地感到害怕	1	2	3	4
3.我容易心里烦乱或觉得惊恐	1	2	3	4
4.我觉得我可能将要发疯	1	2	3	4
5.我觉得一切都很好，也不会发生什么不幸	4	3	2	1
6.我手脚发抖、打颤	1	2	3	4
7.我因为头痛、颈痛和背痛而苦恼	1	2	3	4
8.我感觉容易虚弱和疲乏	1	2	3	4
9.我觉得心平气和，并且容易安静坐着	4	3	2	1
10.我觉得心跳很快	1	2	3	4
11.我因为一阵阵头晕而苦恼	1	2	3	4
12.我有晕倒发作或觉得要晕倒似的	1	2	3	4
13.我呼气、吸气都感到很容易	4	3	2	1
14.我手脚麻木和刺痛	1	2	3	4
15.我因为胃痛和消化不良而苦恼	1	2	3	4
16.我常常要小便	1	2	3	4

续 表

	没有或很少时间	小部分时间	相当多时间	绝大部分或全部时间
17. 我的手常常是干燥、温暖的	4	3	2	1
18. 我脸红发热	1	2	3	4
19. 我容易入睡并且一夜睡得很好	4	3	2	1
20. 我做噩梦	1	2	3	4